Diese Drei Dinge

Lisa Jenkins · Terri Averi · Tina Opina

Diese Drei Dinge

Ein Leitfaden für den Umgang mit Demenz

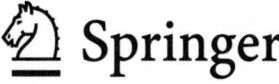

Lisa Jenkins
Supportive Care
Community LIFE
Pittsburgh, PA, USA

Terri Averi
Supportive Care
Community LIFE
Munhall, PA, USA

Tina Opina
Supportive Care
Community LIFE
New Kensington, PA, USA

ISBN 978-3-031-92961-8   ISBN 978-3-031-92962-5   (eBook)
https://doi.org/10.1007/978-3-031-92962-5

Die Deutsche Nationalbibliothek verzeichnet diese Publikation in der Deutschen Nationalbibliografie; detaillierte bibliografische Daten sind im Internet über https://portal.dnb.de abrufbar.

Übersetzung der englischen Ausgabe: „These Three Things" von Lisa Jenkins et al., © The Editor(s) (if applicable) and The Author(s), under exclusive license to Springer Nature Switzerland AG 2024. Veröffentlicht durch Springer Nature Switzerland. Alle Rechte vorbehalten.

Dieses Buch ist eine Übersetzung des Originals in Englisch „These Three Things" von Lisa Jenkins et al., publiziert durch Springer Nature Switzerland AG im Jahr 2024. Die Übersetzung erfolgte mit Hilfe von künstlicher Intelligenz (maschinelle Übersetzung). Eine anschließende Überarbeitung im Satzbetrieb erfolgte vor allem in inhaltlicher Hinsicht, so dass sich das Buch stilistisch anders lesen wird als eine herkömmliche Übersetzung. Springer Nature arbeitet kontinuierlich an der Weiterentwicklung von Werkzeugen für die Produktion von Büchern und an den damit verbundenen Technologien zur Unterstützung der Autoren.

© Der/die Herausgeber bzw. der/die Autor(en), exklusiv lizenziert an Springer Nature Switzerland AG 2025

Das Werk einschließlich aller seiner Teile ist urheberrechtlich geschützt. Jede Verwertung, die nicht ausdrücklich vom Urheberrechtsgesetz zugelassen ist, bedarf der vorherigen Zustimmung des Verlags. Das gilt insbesondere für Vervielfältigungen, Bearbeitungen, Übersetzungen, Mikroverfilmungen und die Einspeicherung und Verarbeitung in elektronischen Systemen.
Die Wiedergabe von allgemein beschreibenden Bezeichnungen, Marken, Unternehmensnamen etc. in diesem Werk bedeutet nicht, dass diese frei durch jede Person benutzt werden dürfen. Die Berechtigung zur Benutzung unterliegt, auch ohne gesonderten Hinweis hierzu, den Regeln des Markenrechts. Die Rechte des/der jeweiligen Zeicheninhaber*in sind zu beachten.
Der Verlag, die Autor*innen und die Herausgeber*innen gehen davon aus, dass die Angaben und Informationen in diesem Werk zum Zeitpunkt der Veröffentlichung vollständig und korrekt sind. Weder der Verlag noch die Autor*innen oder die Herausgeber*innen übernehmen, ausdrücklich oder implizit, Gewähr für den Inhalt des Werkes, etwaige Fehler oder Äußerungen. Der Verlag bleibt im Hinblick auf geografische Zuordnungen und Gebietsbezeichnungen in veröffentlichten Karten und Institutionsadressen neutral.

Springer ist ein Imprint der eingetragenen Gesellschaft Springer Nature Switzerland AG und ist ein Teil von Springer Nature.
Die Anschrift der Gesellschaft ist: Gewerbestrasse 11, 6330 Cham, Switzerland

Wenn Sie dieses Produkt entsorgen, geben Sie das Papier bitte zum Recycling.

Vorwort

Auf den folgenden Seiten werden Sie auf eine Reise des Verstehens und der Stärkung mitgenommen. Dieses Buch, das für Sie ein Hoffnungsschimmer in der oft herausfordernden Landschaft der Demenz sein soll, bietet eine aufschlussreiche Sammlung von Pflegetipps, die nicht nur praktisch sind, sondern auch der Weiterentwicklung dienen. Die Demenz betrifft unzählige Menschen, zieht durch Familien und Gemeinschaften und hinterlässt eine Spur von Fragen und Unsicherheiten. Im Kern dieser Erfahrung liegt die Möglichkeit zum Wachstum, zur Verbindung und zur Entdeckung der eigenen Stärke. Wenn Sie in diese Seiten eintauchen, werden Sie wichtige Einblicke darüber erhalten, wie Sie die Komplexität der Demenz mit Haltung und Resilienz bewältigen können. Ob Sie ein Pfleger[1], ein Familienmitglied oder sogar jemand sind, der selbst mit Demenz zu kämpfen hat – diese Tipps bieten eine Rettungsleine zu Ihrer Unterstützung. Terri, Tina und Lisa bieten auf der Grundlage eines reichen Wissens, einer großen Erfahrung und Empathie unkomplizierte Lösungen, die einem Pfleger auch in herausfordernden Situationen Halt bieten. Das erinnert daran, dass man sich inmitten der Herausforderungen in der Pflege von Demenzkranken auf „*Diese Drei Dinge*" konzentrieren sollte: Momente der Freude, der Verbindung und der gemeinsamen Erlebnisse, die unser Leben auf unerwartete Weise bereichern können. Mögen Ihnen die nächsten Seiten als ein leitendes Licht nach vorn leuchten, um die Komplexitäten der Demenz zu entmystifizieren und mehr Raum für Mitgefühl und Freude zu schaffen. Umarmen Sie diese Reise, denn in ihr liegt das

---

[1] Bei der Übersetzung von im Englischen nicht nach Geschlecht differenzierten Personenbezeichnungen wie caregiver oder doctor wurde im Deutschen meistens die männliche Form, also z. B. Pfleger oder Arzt, verwendet, um den Text kürzer und besser lesbar zu machen. Selbstverständlich sind damit Personen jeden Geschlechts gemeint

Potenzial, unvergessliche Momente zu schaffen und die Kraft der Pflege mit einer unerschütterlichen Liebe zu entdecken.

Mit dem tiefsten Respekt

Kalpana Char
AVP Medical Services SNP
UPMC Health Plan
Cheswick, PA, USA

Diese Drei Dinge

Die Situationen, die in Verbindung mit dem „*Diese-Drei-Dinge*"-Konzept in diesem Buch behandelt werden, sind:

Aktivitäten des täglichen Lebens (ATLs)
- Weigert sich, die Zähne zu putzen
- Hat Angst zu duschen
- Weigert sich zu duschen
- Nagelpflege durchführen
- Sich ausziehen
- Sich anziehen
- Wechselt die Kleidung nicht
- Zieht sich nicht wettergerecht an
- Weigert sich, den Mantel anzuziehen
- Unabhängigkeit bewahren

Verhaltensweisen
- Kommunikationsschwierigkeiten
- Wiederholen von Geschichten oder Fragen
- Wiederholt anrufen
- Streiten
- Sachen horten
- Aggressives Verhalten verhindern
- Aggressionen bewältigen
- Schwieriges Verhalten in der Öffentlichkeit
- Öffentliches sexuelles Verhalten
- Unangemessenes Berühren anderer
- Unangemessene Sprache

- Angst/Furcht
- Besorgt sein
- Halluzinationen
- Wahnvorstellungen
- Paranoia
- Beobachten/Beschatten
- Falsche Anschuldigungen machen
- Dauerndes Hin- und Herlaufen
- Sundowning
- Unruhe bei Vollmond
- Spucken
- Hyperoralität (Dinge werden mit dem Mund untersucht)
- Picken oder Kratzen an der Haut
- Nicht ins Auto einsteigen wollen
- Nicht aus dem Auto aussteigen wollen
- Etwas nehmen, das einem nicht gehört
- Denken, dass etwas einem gehört, obwohl es nicht so ist

Pflege
- Akzeptieren, dass der Angehörige an dieser Krankheit leidet
- Nicht erkannt werden
- Sich schuldig fühlen, wenn man sich Zeit für sich selbst nimmt
- Das Gefühl haben, dass man es nicht mehr aushält
- Bewältigung des anhaltenden Stresses durch die Pflege
- Selbst krank sein
- Notwendigkeit, sich von der Person zu distanzieren
- Erklärung, was Demenz ist, gegenüber kleinen Kindern
- Familienmitglieder stimmen in der Art der Pflege nicht überein
- Hilfe von anderen benötigen
- Suche nach Gemeinschaftsressourcen

Veränderung
- Veränderung
- Jahreszeitenwechsel
- Sommerzeit
- Umzug in eine neue Wohnsituation
- Übergang von einer Aktivität zur nächsten
- Einen Raum verlassen, um in einen anderen zu gehen
- Ein geliebter Mensch stirbt

Medizinisch
- Gefragt zu werden "Was ist falsch mit mir?"
- Traurigkeit oder Depression
- Keine Medikamente nehmen zu wollen
- Krankheit der Person
- Harnwegsinfektion
- Der Verdacht, dass Schmerzen vorhanden sind, aber nicht kommuniziert werden können
- Zu Terminen gehen
- Zahnarzttermine
- Termin beim Podologen
- Hydratisierung
- Zum Essen auffordern
- Vergessen, dass schon gegessen wurde
- Horten von Lebensmitteln im Mund
- Essen in der Tasche verstecken

Sicherheit
- Risiko des Weglaufens
- Weglaufen
- Rauchen, das unsicher geworden ist
- Rauchen in einer unangemessenen Umgebung/Nichtraucherumgebung
- Kochen, das unsicher geworden ist
- Fahren, das bedenklich geworden ist
- Stürze
- Verwendung von Gehhilfen
- Schwierigkeiten bei der Verwaltung von Finanzen
- Sicherung des Hauses vor Chemikalien
- Wiederholtes Anrufen von 110
- Schwierigkeiten, sich um ein Haustier zu kümmern
- Verstellung des Thermostats

Schlaf
- Zu früh ins Bett gehen wollen
- Nicht durchschlafen können
- Tage und Nächte verwechseln
- Die Sicherheit des Betreuten gewährleisten, während man selbst schläft

Sozialisierung
- Zum Friseur gehen
- An einer besonderen Veranstaltung teilnehmen
- Feiertagsfeiern
- Besucher empfangen
- Besuch in einer Einrichtung
- Keinen Besuch haben
- Die Einrichtung nach einem Besuch verlassen

Toilettengang
- Die Unfähigkeit, die Notwendigkeit, auf die Toilette zu müssen, zu verbalisieren
- Kein Wunsch, die Toilette zu benutzen
- Die Ablehnung von Hilfe beim Wechseln von Inkontinenzprodukten
- Urinieren im Haus
- Öffentliches Urinieren

Prolog: Diese drei Dinge

Wenn Sie sich um eine Person mit Demenz kümmern, werden Sie mit vielen Veränderungen und Situationen konfrontiert sein, die Sie bewältigen müssen. Der Zweck von *Diese Drei Dinge* besteht darin, Ihnen bei einer bestimmten Situation drei konkrete Optionen zu bieten, die Sie ausprobieren können. Drei Dinge, die Sie sich dafür merken sollten:

1. Es ist nicht möglich, sich auf jede Situation, mit der man konfrontiert wird, vorzubereiten. Eine Demenz ist unberechenbar. Dieses Buch enthält 99 Szenarien; am Ende von Kapitel 7 finden Sie aber auch Platz, damit Sie selbst Situationen dokumentieren können, die Sie erleben.
2. Nicht jeder Vorschlag wird für jede Situation funktionieren. Jeder durchläuft die Reise anders. Was heute nicht funktioniert, könnte es morgen schon. Was heute funktioniert, könnte morgen nicht funktionieren. Daher hoffen wir, dass unsere Tipps und Techniken Ihnen helfen, kritisch und kreativ zu denken, während Sie Ihre spezifischen Situationen lösen.
3. Wir konzentrieren unsere Energie oft auf die Person mit Demenz; Sie müssen sich jedoch auch daran erinnern, dass Sie eine bedeutende Rolle auf dieser Reise spielen. In diesem Buch finden Sie auch Informationen darüber, wie Sie für sich selbst sorgen können.

Wir wissen, dass die Pflege einer Person mit Demenz viel Zeit und Energie erfordert. Unser Ziel ist es, dieses Buch schnell und einfach nutzbar zu machen. Wir teilen Informationen über Demenz, Pflegestress und die mentale Gesundheit. Der Großteil des Buches konzentriert sich auf *Diese Drei Dinge* und ist in die folgenden Kategorien unterteilt:

> Aktivitäten des täglichen Lebens (ATLs), Verhaltensweisen, Pflege, Veränderung, Medizin, Ernährung, Sicherheit, Schlaf, Sozialisierung, Toilettengang

Jede Kategorie wird in spezifische Szenarien unterteilt. Wenn die Person, für die Sie sorgen, z. B. ihre Zähne nicht putzen möchte, suchen Sie danach im Stichwortverzeichnis, gehen auf Seite 53 und finden Folgendes:

Wenn Sie vor der Herausforderung stehen, dass das *Zähneputzen verweigert wird,* versuchen Sie *Diese Drei Dinge.*

1. Verwenden Sie das Prinzip des Spiegelbilds – putzen Sie auch Ihre Zähne.
2. Legen Sie Musik auf und putzen Sie im Takt.
3. Stellen Sie sicher, dass die Zahnpasta nicht zu minzig oder scharf schmeckt. Die Betroffenen können vielleicht nicht kommunizieren, dass die Zahnpasta in ihrem Mund brennt.

Wählen Sie einen der Vorschläge und probieren Sie ihn für sich aus. Es geht nicht darum, die Vorschläge in genau dieser Reihenfolge abzuarbeiten – entscheiden Sie sich für das, was sich für Sie richtig anfühlt. Wenn Ihre erste Wahl direkt funktioniert: großartig! Wenn nicht, empfehlen wir Ihnen, die gleiche Technik 3-mal auszuprobieren. Sollte auch das 3. Mal nicht zum Erfolg führen, wählen Sie einen der anderen Ansätze aus. Sie sind nicht alleine auf dieser Reise. Wir haben all diese Situationen und die dazu entwickelten Ansätze in der Wirklichkeit erlebt.

Wir hoffen, dass Sie hier ein wenig Inspiration und Hilfe finden, die Ihre wichtige Arbeit als Betreuender ein kleines bisschen erleichtert. Atmen Sie tief ein und versuchen Sie eines *„Dieser Drei Dinge".*

Inhaltsverzeichnis

1	**Was ist Demenz?**	1
	Wenn Sie eine Person mit Demenz gesehen haben, haben Sie (nur) eine Person mit Demenz gesehen	1
	Literatur	4
2	**Demenz und Kommunikation**	5
	Literatur	7
3	**Demenz und sensorische Veränderungen**	9
	Literatur	11
4	**Demenz: Verhaltensweisen und Emotionen**	13
	Aggression	14
	Wut	14
	Angst	15
	Wahnvorstellungen	15
	Forderndes Verhalten	15
	Hin- bzw. Weglauftendenz	16
	Furcht	16
	Halluzinationen	16
	Horten	17
	Hyperoralität	17
	Unangemessene Sprache	17
	Unangemessenes sexuelles Verhalten	18
	Skin Picking/Kratzen der Haut	18
	Wiederholung	18
	Ruhelosigkeit	19
	Shadowing	19
	Schlafstörungen	19
	Sturheit	20
	Spucken	20
	Sundowning	20

	Dinge wegnehmen	20
	Literatur	21
5	**Grundlegende Tipps**	23
	Kritisches Denken	23
	Kreativität	26
	Literatur	28
6	**Techniken**	29
	Technik #1: Nicht streiten	29
	Technik #2: Betreten Sie die Realität des an Demenz Erkrankten	30
	Technik #3: Fünf Wörter oder weniger	30
	Technik #4: Spiegelbild	31
	Technik #5: Räumliche Wiederholung (RW)	32
	Technik #6: Therapeutische Wahrheiten	32
	Literatur	33
7	**Diese Drei Dinge**	35
	Aktivitäten des täglichen Lebens (ATLs)	35
	Verhaltensweisen	38
	Pflege	45
	Veränderungen	47
	Medizinische Themen	49
	Ernährung	51
	Sicherheit	52
	Schlaf	55
	Soziales Leben	56
	Toilettennutzung	58
8	**Sorge für Dich**	61
	Literatur	64
9	**Unterstützung der Gehirngesundheit**	65
	Literatur	67
Glossar		69
Literatur		75

Kapitel 1
Was ist Demenz?

Wenn Sie eine Person mit Demenz gesehen haben, haben Sie (nur) eine Person mit Demenz gesehen

Wir sind alle Individuen. Keine zwei Menschen sind gleich. So wie Ihre Lebensreise Ihre eigene ist, wird auch Ihre Erfahrung mit Demenz Ihre eigene sein. Es gibt viele Ähnlichkeiten zwischen den verschiedenen Formen von Demenz, aber auch große Unterschiede. Daher wird eine Demenz hier sehr allgemein definiert.

> **Demenz**
> *Demenz ist ein allgemeiner Begriff für den Verlust des Gedächtnisses, der Sprache, der Problemlöse- und anderen Denkfähigkeiten, der schwerwiegend genug sind, um das tägliche Leben zu beeinträchtigen. Es handelt sich nicht um eine spezifische Krankheit* [1].

Demenz ist ein Überbegriff für eine Gruppierung von Zuständen, die das Gehirn beeinflussen [2] (Abb. 1.1). Die Berichte variieren, was die genaue Anzahl der Demenztypen angeht. Obwohl es viele Arten von Demenz gibt, sind die Tipps und Techniken, die hier vorgestellt werden, auf jede Art von Demenz anwendbar.

Das häufigste Symptom einer Demenz ist der Gedächtnisverlust. Weitere Symptome[2], die sich zeigen können, sind unter anderem:

- Schwierigkeiten bei der Problemlösung
- Vermindertes Urteilsvermögen
- Kognitive Veränderungen
- Veränderungen der Sinneswahrnehmung
- Schwierigkeiten bei der Kommunikation
- Verminderte Fähigkeit zu planen, zu organisieren oder zu argumentieren

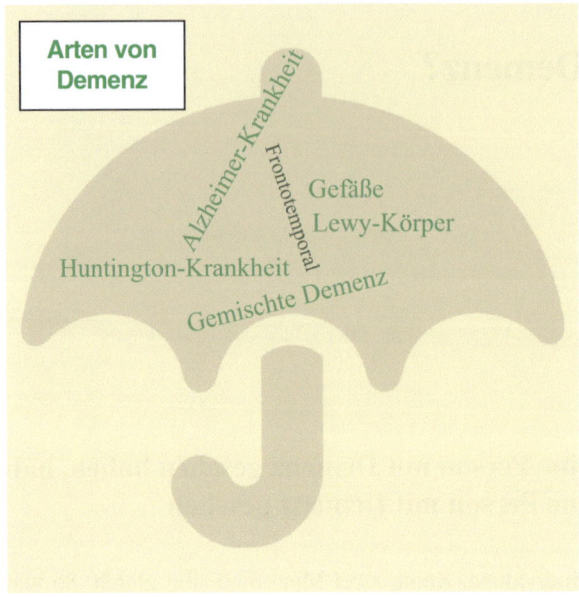

Abb. 1.1 Der „Demenzschirm"

- Schwierigkeiten bei der Bewältigung komplexer Aufgaben
- Veränderung der motorischen Funktion
- Psychologische Veränderungen
- Veränderungen in Persönlichkeit und Verhalten
- Stimmungsschwankungen
- Unruhe
- Sozialer Rückzug

Demenz ist eine fortschreitende Krankheit. Obwohl nicht jeder davon Betroffene alle oben genannten Symptome zur gleichen Zeit oder mit der gleichen Intensität erleben wird, ist der gemeinsame Nenner, dass jede mögliche Kombination dieser Symptome die Lebensqualität beeinträchtigen kann [3].

Eine Demenz verursacht Schäden am Gehirn und den Gehirnzellen. Diese Schäden stören die Fähigkeit der Gehirnzellen, miteinander zu kommunizieren. Wenn Gehirnzellen ineffizient Informationen austauschen, können das Denken, Verhalten und die Gefühle beeinträchtigt werden. Je nachdem, welcher Teil des Gehirns betroffen ist, werden sich entsprechende Symptome zeigen.

Abb. 1.2 zeigt drei unterschiedliche Querschnitte durch das menschliche Gehirn. Das Gehirn links ist gesund. Die beiden Gehirne in der Mitte und rechts zeigen hingegen krankhafte Veränderungen. Zu beachten ist, dass alle Demenzen zu einer Schrumpfung der Gehirnmasse führen [4]. Im betroffenen Gewebe sorgt die Verkleinerung dafür, dass Lücken entstehen, die wiederum zum Verlust von Verbindungswegen für die Informationsübertragung führen [5]. Die Rohre unter einem Waschbecken sind z. B. – um eine bildliche Vorstellung zu erhalten – auch alle verbunden und ermöglichen das freie und gerichtete Fließen des Wassers. Wenn ein Rohr entfernt oder eines verstopft wird, würde das Wasser herauslaufen oder könnte nicht ungehindert fließen. Je nachdem, wo das Rohr liegt, wird ein bestimmter Bereich des Hauses von dem Defekt betroffen sein. Die Küchenspüle? Die Dusche? Der Waschraum? Wenn verschiedene Bereiche, um zurück zum menschlichen Gehirn zu kommen, des Gehirngewebes betroffen sind (z. B. Bereiche, die das Denken, die Sinne, die Kommunikation oder das Gedächtnis beeinflussen), treten verschiedene Symptome oder Verhaltensweisen auf.

Der Verlauf der Demenz hängt von einer Vielzahl von Faktoren ab. Es kann Zeiten geben, in denen sich eine Reihe kleinerer Veränderungen über einen bestimmten Zeitraum bemerkbar machen. Manchmal kann der Verlauf für einen Monat oder sogar ein Jahr stagnieren, manchmal wird er schneller voranschreiten, z. B. durch eine körperliche Erkrankung oder eine Lebensveränderung. Die Geschwindigkeit des Verlaufs und die Lebenserwartung werden durch den spezifischen Typ der Demenz beeinflusst [6].

Es gibt einen Unterschied zwischen einer akuten, schnellen Veränderung und der allmählichen Progression einer Demenz. Eine medizinische Erkrankung, die zu einer akuten Verhaltensänderung führen kann, ist das Delir. Delir und Demenz haben viele sich überlappende Symptome. Die Hauptunterschiede sind, dass das Delir einen viel schnelleren Beginn hat und oft reversibel ist [7].

> **Delir**
> Das Delir ist ein abrupter Beginn einer reduzierten Orientierung oder eines reduzierten Bewusstseins für die Umgebung. Im Gegensatz dazu steht die Demenz, die einen allmählichen Prozess darstellt, der zu Störungen in den Basisfunktionen führt; die Aufmerksamkeit wird erst viel später im Krankheitsverlauf beeinträchtigt [7].

Fortschreiten der Alzheimer-Krankheit

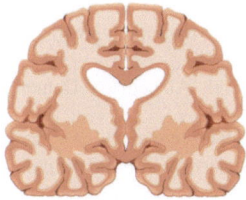
Gesundes Gehirn

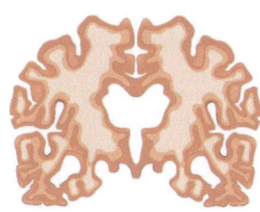
Leichte Alzheimer-Krankheit

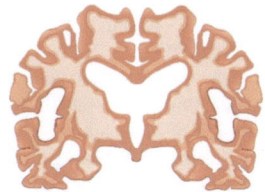
Schwere Alzheimer-Krankheit

Abb. 1.2 Gesundes Gehirn vs. von der Alzheimer-Krankheit betroffene Gehirnstrukturen [4]

Eine Demenzdiagnose ist, obwohl eine Vielzahl von Symptomen vorhanden ist, möglicherweise nicht eindeutig zu stellen. Da eine Demenz bei jedem Einzelnen individuell ist, können möglicherweise nicht immer alle Anzeichen und Symptome in den frühen Stadien erkannt werden. Um eine endgültige Diagnose zu erhalten, wenden Sie sich bitte an Ihren behandelnden Arzt.

Die Auswirkungen einer Demenz sind weitreichend. Heute liegt weltweit bei 55 Mio. Menschen eine Demenzdiagnose vor. Diese Zahl wird wachsen, da die Bevölkerung zunehmend altert. Einer von drei Senioren stirbt mit der Diagnose einer Alzheimererkrankung oder einer anderen Form von Demenz. Die wirtschaftlichen Auswirkungen der Demenzerkrankungen betragen in den Vereinigten Staaten 257 Mrd. US$ pro Jahr [8]. Sie betreffen also nicht nur die Person mit der Diagnose, sondern gehen weit darüber hinaus. Es wird geschätzt, dass 65–75 % der Menschen mit Demenz zu Hause von Familienmitgliedern gepflegt werden. Etwa zwei Drittel der die Betroffenen Pflegenden sind Frauen und 34 % sind 65 Jahre alt oder älter. Die Auswirkungen einer Demenz erstrecken sich dabei auf die finanzielle, emotionale und körperliche Gesundheit der Pflegepersonen [9].

Literatur

1. What is dementia? Alzheimer's Association. https://www.alz.org/alzheimers-dementia/what-is-dementia#diagnosis.
2. What is dementia? Symptoms, types and diagnosis. National Institute of Aging. https://www.nia.nih.gov/health/what-is-dementia#signs.
3. How dementia progresses. Alzheimer's Society. https://www.alzheimers.org.uk/about-dementia/symptoms-and-diagnosis/how-dementia-progresses#:~:text=Dementia%20is%20progressive.,progressing%20in%20%27three%20stages%27.
4. An anatomy of human brain, by brgfx of FreePik. https://www.freepik.com/free-vector/anatomy-human-brain_2413746.htm#fromView=search&page=3&position=4&uuid=bad5de87-58b3-4832-bcdc-c24eb54841e6.
5. Blinkouskaya Y, Weickenmeier J. Brain shape changes associated with cerebral atrophy in healthy aging and Alzheimer's disease. Front Mech Eng. 2021;7:705653. https://doi.org/10.3389/fmech.2021.705653.
6. Dementia life expectancy: progression and stages after diagnosis. Agespace: Taking Care of Care. https://www.agespace.org/dementia/life-expectancy.
7. Gogia B, Fang X. Differentiating delirium versus dementia in the elderly. In: StatPearls. Treasure Island, FL: StatPearls Publishing; 2024. https://www.ncbi.nlm.nih.gov/books/NBK570594/.
8. Alzheimer's Association. 2023 Alzheimer's disease facts and figures. Alzheimers Dement. 2023;19(4):1598–695. https://doi.org/10.1002/alz13016.
9. Profile of older adults with dementia and their caregivers brief. ASPE Office of the Assistant Secretary for Planning and Evaluation; 2019. https://aspe.hhs.gov/reports/profile-older-adults-dementia-their-caregivers-issue-brief-0.

Kapitel 2
Demenz und Kommunikation

> Kommunikation wird definiert als der Prozess des Verstehens und Teilens von Inhalten [1].

Kommunikation kann verbal (mit Worten) und nonverbal (durch z. B. Gestik oder Mimik) stattfinden. Sie findet zwischen einem Sender und einem Empfänger statt [1]. Wenn eine dieser Personen eine Beeinträchtigung hat, werden die verbale und nonverbale Kommunikation dadurch beeinflusst. Eine Person mit Demenz wird Probleme sowohl beim Senden als auch beim Empfangen von Informationen haben, was den Prozess des Verstehens und Verstandenwerdens beeinflusst. Schwierigkeiten mit der Kommunikation können zu Frustrationen sowohl für den Betreuenden als auch für die Person mit Demenz führen und diese Auswirkungen können sich zudem auch im Laufe der Zeit weiterentwickeln oder verändern [2].

Als Empfänger von Informationen könnte der Betroffene Schwierigkeiten dabei haben, der Handlung zu folgen, oder er könnte das Gesagte wörtlich nehmen bzw. nicht dazu in der Lage sein, die Worte zu verarbeiten bzw. Schwierigkeiten haben, einfachen Befehlen zu folgen [2, 3].

Als Sender nonverbaler Nachrichten kann es dazu kommen, dass die Betroffenen das Gesagte mit Gesichtsausdrücken untermalen, die nicht zu den gesprochenen Wörtern oder dem Verhalten passen. Sie könnten auch eine flache Affektivität entwickeln oder überhaupt keine Emotionen mehr zeigen.

Als Empfänger nonverbaler Nachrichten wird die Person mit Demenz sehr auf die nonverbalen Hinweise des Gegenübers eingestimmt sein und spüren, wenn dieser abgelenkt, gestresst, wütend oder traurig ist. Sie sind dann häufig nicht dazu in der Lage, genau einzuordnen, was das alles bedeutet, oder spiegeln das Verhalten oder die Emotionen des Gegenübers wider [2, 3].

Das Verständnis der Besonderheiten der Kommunikation mit an Demenz erkrankten Menschen spielt eine entscheidende Rolle bei ihrer Betreuung. Auch wenn dieses Thema manchmal kompliziert und verwirrend erscheint, gibt es

einige einfache Tipps, die den Stress rund um die Kommunikation mit der Person, für die man Sorge trägt, erleichtern können.
1. Streiten Sie nicht. Hierbei handelt es sich um einen Streit, den Sie jedes Mal verlieren werden. Dazu zwei Beispiele:
   (a) Wenn die an Demenz erkrankte Person sagt, dass es draußen regnet, obwohl es in Wirklichkeit sonnig ist, nehmen Sie einen Regenschirm mit, wenn Sie zur Tür hinausgehen. In Ihrer sonnigen Welt regnet es jetzt.
   (b) Wenn eine an Demenz erkrankte Person glaubt, dass es 1976 ist und sie nach Hause muss, um die Kinder von der Schule abzuholen, korrigieren Sie sie nicht. Antworten Sie stattdessen mit einer therapeutischen Wahrheit wie „Es ist noch nicht Zeit." oder „Wir gehen bald."
2. Sprechen Sie langsam und konzentrieren Sie sich auf ein einziges Thema. Verwenden Sie möglichst fünf Wörter oder weniger, z. B.: „Komm mit mir." „Es ist Zeit zu essen." „Kannst Du mir helfen?" „Lass uns gehen."
3. Reduzieren Sie die Auswahlmöglichkeiten. Anstatt zu fragen „Was möchtest Du heute anziehen?", könnten Sie fragen „Rotes oder blaues Hemd?", während Sie beide Hemden hochhalten.
4. Vermeiden Sie offene Fragen. Wenn Sie zum Beispiel wissen, dass heute die Schwester zu Besuch war, fragen Sie „War der heutige Tag gut?" anstatt „Was hast Du heute gemacht?"
5. Begrenzen Sie Ablenkungen. Seien Sie sich darüber bewusst, was um Sie herum passiert. Ist der Fernseher zu laut? Gibt es mehrere Gespräche im Raum? Ist das Fenster offen und lässt die Geräusche von Vögeln oder vorbeifahrenden Autos herein?
6. Stellen Sie sicher, dass Sie auf Augenhöhe und langsam sprechen. Wenn der an Demenz erkrankte Mensch vor Ihnen sitzt, knien Sie sich vor ihn oder ziehen Sie sich einen Stuhl heran. Wenn Sie seitlich stehen, versuchen Sie, auf der dominanten Seite des Gegenübers zu sein. Über jemandem zu stehen, kann einschüchternd wirken. Vermeiden Sie zudem, aus einem anderen Raum heraus oder hinter der Person etwas zu rufen.
7. Seien Sie sich Ihrer Reaktionen, sowohl verbal als auch nonverbal, bewusst:
   (a) Menschen mit Demenz verlieren oft ihren Filter und äußern ihre Gedanken, ohne sich zurückzuhalten, wie „Dieses Hemd sieht wirklich hässlich an Dir aus." oder „Du wirst dick." Anstatt schockiert zu reagieren oder zurückzuschießen, gehen Sie damit möglichst ruhig um und nehmen Sie die Worte nicht persönlich.
   (b) Wenn etwas Schockierendes oder Unerwartetes passiert oder gesagt wird (manche an Demenz erkrankte Personen beginnen z. B. zu fluchen, auch wenn sie das vorher nicht getan haben), versuchen Sie, nicht mit einem großen Aufschrei oder schockiertem Gesicht zu reagieren.
8. Seien Sie ein Detektiv – schauen Sie über die gesprochenen Worte hinaus und versuchen Sie herauszufinden, was die Bedeutung hinter dem Gesagten sein könnte. Wenn ein Demenzerkrankter sagt, er möchte nach Hause gehen, wo er sich aber bereits befindet, sehnt er sich vielleicht nach dem Gefühl der Heimat, Sicherheit, Aktivität oder einer Umarmung.

9. Setzen Sie schriftliche Notizen oder Bilder ein, wenn gesprochene Worte nicht verstanden werden. Platzieren Sie z. B. ein Bild von einer Toilette an der Badezimmertür oder ein Stoppschild auf der Rückseite der Haustür, um zu verhindern, dass das Haus verlassen wird.
10. Verwenden Sie die Spaced-Retrieval-Technik. Sie dient dazu, Informationen zu erinnern, indem sie in schriftlicher Form zur Verfügung gestellt werden und dann (immer wieder und öfter) darauf verwiesen wird. Wenn eine demenzerkrankte Person z. B. immer wieder nach ihrem Auto fragt, das aber nicht mehr am Wohnort vorhanden ist, gehen Sie folgendermaßen vor:
    (a) Schreiben Sie auf ein Stück Papier oder eine Karteikarte: „Ihr Auto ist in der Werkstatt."
    (b) Kleben oder legen Sie die Notiz an einen Ort, an dem sie oft gesehen wird – auf den Kühlschrank, auf den Beistelltisch neben dem Sessel oder an den Badezimmerspiegel.
    (c) Wenn die Frage gestellt wird, beantworten Sie sie, ohne zu korrigieren, und verweisen auf die Notiz.
    (d) Nach einer Weile verweisen Sie nur noch sanft auf die Notiz.
    (e) Forschungen haben gezeigt, dass einige Menschen schließlich aufhören, die Frage zu stellen, weil sie – auch ohne Hinweis darauf – wissen, dass sie auf die Notiz schauen müssen [4, 5].

Kommunikation, ob verbal oder nonverbal, findet ständig statt. Bleiben Sie insgesamt ein mitfühlender Zuhörer. Es wird frustrierende Zeiten geben, während Sie und die Person mit Demenz Ihren Weg durch die Veränderungen finden. Die Betroffenen werden keine Kontrolle über das haben können, was ihnen widerfährt. Umso wichtiger ist es, Mitgefühl zu zeigen.

Literatur

1. Business communication for success. University of Minnesota; 2015. https://open.lib.umn.edu/businesscommunication/chapter/1-2-what-is-communication/.
2. Banovic S, Zunic LJ, Sinanovic O. Communication difficulties as a result of dementia. Mater Sociomed. 2018;30(3):221–4. https://doi.org/10.5455/msm.2018.30.221-224.
3. Alzheimer's disease: how the disease progresses. Mayo Clinic. https://www.mayoclinic.org/diseases-conditions/alzheimers-disease/in-depth/alzheimers-stages/art-20048448.
4. Creighton AS, van der Ploeg ES, O'Connor DW. A literature review of spaced-retrieval interventions: a direct memory intervention for people with dementia. Int Psychogeriatr. 2013;25(11):1743–63. https://doi.org/10.1017/S1041610213001233.
5. Malone M. The spaced retrieval technique: a how-to for SLPs. SpeechPathology.com. 2022. S. 20503. www.speechpathology.com.

Kapitel 3
Demenz und sensorische Veränderungen

Mit dem normalen Altern treten sensorische Veränderungen auf. Beeinträchtigte Sinne wirken sich wiederum auf die Fähigkeit zur Informationsverarbeitung aus. Die Demenz kann diese Auswirkungen verstärken, was wiederum einen Einfluss auf die Pflege hat. Menschen mit einer Demenz sind sich möglicherweise der Veränderungen ihrer Sinne gar nicht bewusst. Es ist daher wichtig, einen Blick darauf zu werfen, wie diese Veränderungen sowohl die erkrankte Person als auch die Art und Weise der Betreuung beeinflussen [1, 2].

Der Geruchssinn ist oft der erste Sinn, der sich mit dem Alter verändert. Daraus resultiert auch ein erhöhtes Sicherheitsrisiko, zum Beispiel können Gas oder Rauch von einem Feuer oder verdorbenes Essen nicht mehr wahrgenommen werden. Das kann dazu führen, dass sich Angehörige und Betreuende Sorgen um die Sicherheit bei allein lebenden Menschen mit Demenz machen. Zudem kann ein verminderter Geruchssinn dazu führen, dass sich der Appetit und das Verlangen zu essen verändern. Auch die Körperhygiene kann beeinträchtigt sein, da die betroffene Person ihren eigenen Körpergeruch oder eine Inkontinenzepisode nicht wahrnehmen kann. Betroffene erkennen möglicherweise auch nicht, dass sie zu viel Parfüm aufgetragen haben [1–3].

Als Pflegekraft ist es aufgrund der o. g. Gefahren zunächst wichtig, die Funktionsfähigkeit vorhandener Rauch- und Kohlenmonoxidmelder sicherzustellen. Bei allein lebenden Personen macht es ggf. Sinn, das Essen zu kontrollieren, um sicherzustellen, dass es nicht verdorben ist. Hier ist es vielleicht sinnvoll, eher haltbare Artikel zu besorgen, um das Risiko des Verderbs von Lebensmitteln zu reduzieren. Ein Gespräch über körperliche Hygiene zu führen, kann schwierig sein. Manchmal ist eine gewisse Kreativität gefragt, um das Baden, die Sauberkeit und das Wechseln der Kleidung zu unterstützen. Bestimmte Artikel, wie Windelbehälter für Erwachsene und automatische Lufterfrischer, können in diesen Fällen ebenfalls hilfreich sein. Auf diese Thematik wird noch genauer in Kap. 7 eingegangen.

Der Geschmackssinn ist eng mit dem Geruchssinn verbunden. Ein Lebensbereich, der stark vom Verlust des Geschmacks betroffen ist, ist das Essen. Wenn man nicht schmecken kann, nimmt das Verlangen zu essen ab, was wiederum Auswirkungen auf das Gewicht, den Energielevel und die Stimmung haben kann. Die Geschmacksknospen für Süßes bleiben am längsten intakt, was zu Heißhungerattacken auf zuckerhaltige Lebensmittel führen kann. Es kann auch zu einem übermäßigen Salzkonsum kommen, weil die betroffene Person mehr und mehr Salz zu ihrem Essen hinzufügt, da sie eine kleine Menge nicht mehr schmecken kann. Beides – zu viel Salz- und Zuckerkonsum aufgrund eines zurückgehenden Geschmacksempfindens – kann als gesundheitliches Risiko betrachtet werden. Eine zusätzliche Gefahr ist auch hier, dass verdorbenes Essen nicht mehr erkannt und trotzdem gegessen wird, was zu Magen-Darm-Beschwerden führen kann. Wie eine Person Geschmack wahrnimmt, kann sich im Laufe der Zeit ändern. Manchmal mögen die Betroffenen daher plötzlich Geschmacksrichtungen, die sie zuvor gar nicht mochten, lehnen etwas ab, das bisher lebenslang der Favorit war, oder essen Lebensmittelkombinationen, die seltsam erscheinen [1, 2].

Als betreuende Person müssen Sie Ihr Gleichgewicht zwischen (gesunder) Ernährung und Lebensqualität finden. Ist es wichtiger, dass der Blutzucker stabil bleibt, oder das Eis gegessen werden darf, das man zum Abendessen so liebt, trotzdem Fleisch und Gemüse vorher abgelehnt wurden? Das ist eine Frage, die nur jeder für sich in der individuellen Situation beantworten kann. Vielleicht ist es auch eine Möglichkeit, z. B. den Zugang zu Salzstreuern einzuschränken oder Salz durch ein Salzersatzmittel zu ersetzen. Reis, den man mit in den Salzstreuer gibt, kann die Menge, die herauskommt, verringern und den Anschein eines vollen Salzstreuers aufrechterhalten. Wenn Sie sich gerade im Bereich Ernährung viele Gedanken machen, bitten Sie den behandelnden Arzt um eine Überweisung zu einem Ernährungsberater. Weitere Tipps finden Sie in Kap. 7.

Mit dem Alter kann sich auch die Sehkraft drastisch verändern. Die Tiefenwahrnehmung nimmt ab, was zu einem erhöhten Risiko für Stürze und Fehleinschätzungen von Entfernungen führen kann [4]. Auch das Gesichtsfeld einer Person verändert sich dadurch, dass das periphere Sehen allmählich eingeschränkt wird. Der Blickwechsel kann langsamer werden und die Pupillen benötigen länger, um sich an die Lichtverhältnisse anzupassen [5].

Als betreuende Person können Sie durch das Erkennen von visuellen Veränderungen und das Ergreifen einfacher Maßnahmen potenzielle Probleme und Sicherheitsrisiken vermeiden. Achten Sie z. B. auf die Beleuchtung: Helle Lichter können überstimulierend wirken; die Verwendung von Beistelltischlampen kann hier eine bessere Wahl sein. Halten Sie die Wege frei, gehen Sie sparsam mit Dekorationen um und verwenden Sie kontrastierende Farben für Gegenstände wie Teller, Toilettensitze und Schilder. Nähern Sie sich den betroffenen Menschen von vorn (Kap. 2). Weitere Interventionen finden Sie in Kap. 7.

Der Tastsinn wird durch das Altern ebenfalls beeinflusst. Es kann zu einem Verlust der Empfindung kommen, und damit zu einer Verringerung der Fähigkeit, Hitze, Kälte, Unbehagen oder Schmerzen zu fühlen. Die Person mit Demenz kann die erhöhten Sicherheitsrisiken, die mit diesem Verlust der Empfindung einhergehen, nicht einschätzen. Die Veränderung des Tastsinns kann auch Auswirkungen im Umgang mit Kleidung, wie Knöpfen und Reißverschlüssen, haben. Berührung kann durch eine weiche Decke oder das Fell eines Haustieres ein Gefühl von Wohlbefinden schaffen. Der Verlust dieses Empfindens kann Gefühle von Isolation und Einsamkeit hervorrufen oder verstärken [4, 5].

Veränderungen im Tastsinn treten nicht unbedingt in einer offensichtlichen Weise auf. Zum Beispiel können vielleicht zu enge Schuhe und raue Kleidungsetiketten nicht mehr richtig gefühlt werden. Achten Sie daher als betreuende Person auf die Haut, vor allem auf Schnitte und Prellungen, die dem Erkrankten möglicherweise nicht auffallen. Stellen Sie zudem sicher, dass der Wasserkocher auf eine sichere Temperatur eingestellt ist. Mehr Details zu diesem Thema finden Sie in Kap. 7.

Das Hören ist in der Regel der letzte Sinn, der intakt bleibt [6]. Der Klang hat die Kraft, das Gehirn zu stimulieren. Ohne diese Kraft ist das Risiko eines kognitiven Rückgangs und einer Atrophie im Gehirn höher. Ein vermindertes Hörvermögen kann die Wahrnehmung dessen, was um einen herum geschieht, verändern und Schwierigkeiten bei der Verarbeitung von Hintergrundgeräuschen verursachen. Ein Hörverlust kann auch zu einer Kommunikationsbarriere führen und eine Unterhaltung zu einer Herausforderung machen. Dadurch kann es zu geringeren sozialen Interaktionen und zunehmend zur Isolation kommen [1, 2].

Als Pflegekraft ist es wichtig, einen Hörverlust zu erkennen, da er die Kommunikation beeinflusst. Bedenken Sie im täglichen Umgang, dass der Betroffene mehrere Geräuschquellen gleichzeitig erlebt - der Hund bellt, der Fernseher ist an und ein Ventilator bläst, während Sie versuchen, ein Gespräch zu führen. Die betroffene Person hört möglicherweise nicht alle Worte, die Sie sagen, was dazu führen kann, dass das Gehirn automatisch versucht, die Lücken zu füllen. Das bietet Raum für Missverständnisse und kann im Extremfall zur Paranoia führen. Auch wenn Menschen nicht richtig hören können, können sie auf nonverbale Signale reagieren. Weitere Interventionen finden Sie in Kap. 7.

Obwohl sensorische Veränderungen mit dem normalen Altern auftreten, wird die Auswirkung dieser Veränderungen durch das sich verändernde Gehirn verstärkt. Als Pflegekraft kann das Bewusstsein für diese Veränderungen helfen, den besten Handlungsverlauf bei der Pflege zu bestimmen.

Literatur

1. Cavazzana A, Röhrborn A, Garthus-Niegel S, Larsson M, Hummel T, Croy I. Sensory-specific impairment among older people. An investigation using both sensory thresholds and subjective measures across the five senses. PLoS One. 2018;13(8):e0202969. https://doi.org/10.1371/journal.pone.0202969.
2. Take care of your senses: the science behind sensory loss and dementia risk. National Institute on Aging; 2023. https://www.nia.nih.gov/news/take-care-your-senses-science-behind-sensory-loss-and-dementia-risk.
3. How smell and taste change as your age. National Institute on Aging. https://www.nia.nih.gov/health/smell-and-taste.

4. Shuyi O, Zheng C, Lin Z, Zhang X, Li H, Fang Y, Hu Y, Yu H, Wu G. Risk factors of falls in elderly patients with visual impairment. Front Public Health. 2022;10:984199. https://doi.org/10.3389/fpubh.2022.984199. Erratum in: Front Public Health. 2022;10:1087472.
5. Your aging eyes: How you see as times goes by. News in Health; 2011. https://newsinhealth.nih.gov/2011/01/your-aging-eyes.
6. Blundon EG, Gallagher RE, Ward LM. Electrophysiological evidence of preserved hearing at the end of life. Sci Rep. 2020;10(1):10336. https://doi.org/10.1038/s41598-020-67234-9.

Kapitel 4
Demenz: Verhaltensweisen und Emotionen

Verhaltensweisen
Verhaltensstörungen bei Demenz sind drastische Verhaltensänderungen, die scheinbar aus dem Nichts auftreten können. Sie können Veränderungen im Verhalten, der Wahrnehmung, den Gedanken und der Stimmung umfassen [1].

Bei einer Demenz werden Verhaltensweisen, die eine Person ihr ganzes Leben lang gezeigt hat, höchstwahrscheinlich (und möglicherweise verstärkt) bestehen bleiben. Es können aber auch neue hinzukommen. Der Umgang mit den verstärkten oder neuen Verhaltensweisen kann eine Herausforderung darstellen. Das Wichtigste, was man sich merken sollte, ist, dass der Angehörige immer noch derselbe Mensch ist, auch wenn er sich anders verhält. Als Pflegeperson kann das Erlernen des Umgangs mit schwierigen Verhaltensweisen dazu beitragen, die Beziehung aufrechtzuerhalten.

Sie haben sich nicht dazu entschieden, eine Pflegeperson zu sein. Die Person, für die Sie sorgen, hat sich nicht dazu entschieden, an Demenz zu erkranken.

Wenn Sie im Folgenden über schwierige Verhaltensweisen lesen, ist es wichtig, *Diese Drei Dinge* im Hinterkopf zu behalten:

1. Wenn Sie eine Person mit Demenz gesehen haben, haben Sie eine (einzige) Person mit Demenz gesehen.
2. Jede Person wird diesen Krankheitsprozess anders durchlaufen.
3. Diese Liste umfasst nicht alle Verhaltensweisen oder Emotionen.

Es wäre unmöglich, jedes Szenario zu erfassen, das Sie erleben könnten. Dieses Kapitel ist eine allgemeine Beschreibung der Verhaltensweisen und möglichen

Gründe, warum sie auftreten. In Kap. 7finden sich viele weitere Hilfestellungen für den Umgang mit schwierigen Verhaltensweisen.

Es gibt eine Vielzahl ursächlicher Faktoren, wie ein Fortschreiten der Demenz, Umweltfaktoren, sensorische Faktoren oder eine medizinische Erkrankung. Bei einem plötzlichen und/oder unerklärlichen Beginn neuer Verhaltensweisen oder einer Veränderung eines bestehenden Verhaltens ist es sinnvoll und wichtig, den behandelnden Arzt darauf aufmerksam zu machen. Das ist deswegen wichtig, da einige dieser Verhaltensweisen mit medizinischen Interventionen behandelt werden oder ein Delirium verschleiern könnten.

Im Folgenden wird es darum gehen, wie Verhaltensänderungen die an Demenz erkrankte und die betreuende Person beeinflussen.

Aggression

Aggression ist eine energische oder übermäßige Durchsetzung der eigenen Ziele und Interessen [2]. Dies kann durch eine physische Handlung oder eine Einschüchterung erfolgen. Eine Aggression kann sich durch ein Aufstehen während des Schreiens, eine erhobene Faust, das Werfen von etwas, Drohgebärden, auf jemanden zulaufen oder körperlichen Kontakt äußern.

Für den Betreuenden ist es wichtig, hier aufmerksam zu bleiben – die Körpersprache kann inkongruent sein. Zum Beispiel könnte ein an Demenz erkrankter Mensch zwar lächeln, aber plötzlich die Faust heben, wenn man auf ihn zugeht.

Eine Demenz zu haben, kann für die Betroffenen sehr frustrierend sein. Die Person versteht vielleicht nicht, was passiert, oder kann nicht kommunizieren, was sie denkt oder fühlt, was zu aggressivem Verhalten führen kann. Eine Aggression kann jedoch auch aus dem Nichts auftreten.

Wut

Wut ist ein starkes Gefühl von Ärger, Unzufriedenheit oder Feindseligkeit [3]. Wie Aggression kann Wut das Ergebnis einer Frustration sein. Es gibt viel, worüber man wütend sein kann, angefangen damit, dass man nicht wirklich versteht, was gerade mit einem passiert. Betroffene können vielleicht nicht erklären, was sie fühlen. Ihr Leben wurde durch die Diagnose „Demenz" für immer verändert. Einige Menschen sind leichter erregbar und zornig als andere. Es kann aber auch zu einem wütenden Verhalten kommen, obwohl die Situation das nicht rechtfertigt. Das Verhalten und die Situation passen möglicherweise nicht zusammen. Wut kann laut oder leise sein. Sie kann sich durch die Körpersprache oder durch Geräusche zeigen. Und sie muss nicht auf den an Demenz erkrankten Menschen beschränkt bleiben – auch Sie als Betreuende können Wut empfinden. Dabei ist wichtig zu bedenken, dass die an Demenz erkrankte Person ggf. die Emotionen des Gegenübers spiegelt. Daher kann ein gutes „Wutmanagement", so schwer es manchmal sein mag, zu einer positiveren Interaktion führen.

Angst

Angst ist ein Gefühl der Sorge, Nervosität oder Unruhe, typischerweise über ein bevorstehendes Ereignis oder etwas, das mit einem unsicheren Ausgang verbunden wird [4]. Menschen mit Demenz leben im Moment. Sie können sich vielleicht nicht daran erinnern, was gerade vorgefallen ist, oder sind nicht in der Lage zu verarbeiten, was als Nächstes passieren wird. Einige Menschen leben glücklich in dieser Welt. Anderen kann dieser Zustand große Angst machen. Menschen mit Demenz können dabei geistig in der Zeit zurückreisen und in Bezug auf Situationen Angst verspüren, die vor 50 Jahren passiert sind. Das intensive Angstgefühl kann sich auf viele Arten äußern, z. B. Herumlaufen, Weinen, Fragen stellen und nervöses Zittern. Auch hier kann es Ihnen als betreuende Person ähnlich gehen, auch Sie können ängstlich aufgrund der Situation sein. Daher ist es erneut wichtig zu bedenken, dass die Person, für die Sie sorgen, Sie spiegeln kann – ein positives, eigenes Angstmanagement kann daher auch zu einem positiveren Miteinander führen.

Wahnvorstellungen

Eine Wahnvorstellung ist ein falscher Glaube oder ein falsches Urteil über die äußere Realität, trotz unwiderlegbarer Beweise für das Gegenteil, und kommt insbesondere bei psychischen Erkrankungen vor [5]. Sie kann aus dem Nichts auftauchen oder z. B. dadurch beeinflusst werden, was die erkrankte Person vorher im Fernsehen gesehen, gelesen oder gehört hat. Eine Paranoia ist ein Beispiel einer Wahnvorstellung.

Forderndes Verhalten

„Ich will was, ich will, wann ich es will!" Bei Personen mit Demenz nimmt die Fähigkeit, geduldig zu sein, oft ab. Ebenso haben sie Schwierigkeiten, zeitliche Zusammenhänge zu verstehen. Die Welt, in der sie leben, beschränkt sich auf einen kleinen Rahmen, was auch dazu führt, dass sie bestimmte Situationen nicht mehr „lesen" können. Obwohl der Betreuende z. B. bis zum Ellbogen in das Aushöhlen des Thanksgiving-Truthahns vertieft ist, ist JETZT wichtig, Jeannes Telefonnummer gesagt zu bekommen (und Sie haben noch nie etwas von Jeanne gehört). Forderndes Verhalten kann laut, energisch und wiederholend auftreten. Das

Ignorieren der Situation kann zu Wut und Aggression bei den Betroffenen führen (s. o.).

Hin- bzw. Weglauftendenz

Eine solche Tendenz liegt vor, „wenn eine (Person) ohne Aufsicht oder Erlaubnis weggeht oder einen Bereich verlässt und eine Sicherheitsbedrohung für die (Person) und/oder andere darstellt" (eigene Übersetzung) [6]. Sechs von zehn Menschen mit Demenz werden [7] irgendwann während ihrer Demenzreise eine Weglauftendenz zeigen. Es ist unmöglich, mit hundertprozentiger Sicherheit vorherzusagen, wann und ob dies stattfinden wird; es gibt jedoch mehrere Faktoren, die helfen können, ein erhöhtes Risiko zu erkennen. Einige Beispiele sind:

- Wenn über Situationenaus der Vergangenheit gesprochen wird, wie die Kinder von der Schule abholen zu müssen oder zu spät zu einem Termin zu kommen.
- Suche nach einem Ausgang – zu Türen hingehen, an Türklinken rütteln, umherwandern
- Jede neue Veränderung – ein neuer Betreuer, ein Umzug in eine neue Wohnung, eine andere Routine
- Langeweile

Furcht

Sich zu fürchten, kann viele verschiedene Ursachen haben:

- Sich nicht erinnern können, was gerade vorgefallen ist.
- Nicht wissen, was als Nächstes kommt.
- Nicht erkennen, wer mit im Raum ist.
- Nicht in der Lage sein, Zeit oder Ort zu verarbeiten.

Die natürliche Kampf-oder-Flucht-Reaktion auf eine stressige oder beängstigende Situation – ob real oder nur als solche wahrgenommen – bestimmt die Reaktion auf die Furcht [8]. Die Erkenntnis, dass Furcht der Grund für ein bestimmtes Verhalten ist, hilft dabei, sinnvoll auf dieses Verhalten zu reagieren.

Halluzinationen

Eine Halluzination ist eine falsche Wahrnehmung von Objekten oder Ereignissen, die das Sehen, Hören, Riechen, Berühren und Schmecken betreffen kann. Für die Person, die sie erlebt, sind diese Wahrnehmungen real, auch wenn sie nicht der

Wirklichkeit entsprechen [9, 10]. Es gibt bestimmte Arten von Demenz, bei denen Halluzinationen häufiger auftreten [11]. Zunächst sollten mögliche medizinische Ursachen für Halluzinationen ausgeschlossen werden.

Beispiele für Halluzinationen sind:

- Jemanden sehen, der durchs Fenster schaut
- Jemanden den eigenen Namen rufen hören oder Musik spielen hören
- Das Gefühl haben, Insekten krabbeln am Bein hoch

Horten

Horten ist verbunden mit der Schwierigkeit, sich von Besitztümern aufgrund eines wahrgenommenen Bedürfnisses zu trennen, den Gegenstand zu bewahren [12]. Einige der häufiger gehorteten Gegenstände sind Lebensmittel, Post, Papiere oder Kleidung. Es kann mehrere Gründe geben, warum ein Hortverhalten auftritt.

- Der Wunsch der betroffenen Person nach Kontrolle in einer Situation, in der sie sonst keine Kontrolle mehr hat.
- Die Gegenstände um die an Demenz erkrankte Person herum könnten ihr ein Gefühl des Wohlfühlens und der Sicherheit geben, wenn sie sich isoliert fühlt.
- Sie kann Angst haben, dass sie etwas verlieren könnte.
- Menschen können deswegen Schwierigkeiten haben, sich von Gegenständen zu trennen, weil sie das Bedürfnis empfinden, sie zu retten.
- Die im Rahmen der Demenz abnehmende Impulskontrolle kann ein bereits vorhandenes, lebenslanges Sammeln verstärken.

Hyperoralität

Eine Person, die sich hyperoral verhält, hat eine Neigung dazu, sich zu überessen, zum Essen von Nicht-Lebensmitteln oder zum ständigen In-den-Mund-Stecken von Dingen. Risiken dieses Verhaltens sind Ersticken, Verstecken von Lebensmitteln im Mund (sog. Food Pockening), Schäden an der Schleimhaut, Zahnverletzungen und versehentliche Vergiftungen [13].

Unangemessene Sprache

Menschen mit Demenz verlieren oft ihre Hemmungen und verwenden Worte, die sie zuvor als unangemessen, beleidigend oder verletzend erkannt hätten. Zum Beispiel könnte jemand, der bisher selten geflucht hat, plötzlich ständig Schimpfwörter oder rassistische bzw. ethnische Beleidigungen verwenden. Vielleicht werden auch unangebrachte Witze am Esstisch erzählt oder nicht darüber nachgedacht, ob man jemandem sagen darf, dass er zu dick ist.

Hier ist es sehr wichtig, die Dinge nicht persönlich zu nehmen. Es ist die Krankheit, die spricht, kein bewusstes Verhalten. Manchmal hilft es einfach, darüber zu lachen und es an einem vorbeigehen zu lassen.

Unangemessenes sexuelles Verhalten

Sexualität ist ein lebenslanges Grundbedürfnis, das mit dem Bedürfnis nach Berührung und Wohlfühlen verbunden ist. Da die Demenz häufig mit einem Mangel an sozialem Bewusstsein einhergeht, kann sich sexuelles Verhalten plötzlich in einer unangemessenen Art und Weise zeigen. Beispiele dafür können das Masturbieren oder Entkleiden in der Öffentlichkeit, das sexuelle Berühren anderer oder das Äußern sexueller Anspielungen sein.

Skin Picking/Kratzen der Haut

Eine weitere Verhaltensweise, die im Rahmen einer Demenzerkrankung auftreten kann, ist das ständige Manipulieren und Zupfen (sog. Skin Picking) sowie Kratzen der Haut. Es gibt viele Gründe, warum eine Person mit Demenz ihre Haut zupfen oder kratzen möchte. Sie könnte das tun, um sich selbst zu beruhigen oder wenn sie Schwierigkeiten hat, eine Emotion, ein Unbehagen oder Bedürfnis verbal zu kommunizieren. Stress und Angst können ebenso wie eine mangelnde Selbstkontrolle ursächlich sein. Manchmal vergessen die betroffenen Personen auch einfach, dass sie diese Stelle nicht berühren sollen.

Wiederholung

Eine Person mit Demenz vergisst manchmal schnell wieder, dass sie etwas bereits gesagt oder getan hat, was zu repetitiven Verhaltensweisen führen kann. Das kann sich in wiederholten Anrufen, dem Stellen der gleichen Fragen oder dem Wiederholen einer Handlung äußern. Diese Verhaltensweisen schaden zwar in der Regel nicht dem an Demenz erkrankten Menschen, können aber für den Betreuenden stressig, ärgerlich oder erschöpfend sein.

Ruhelosigkeit

Ein ruheloses Verhalten zeigt sich dadurch, dass eine Person unruhig ist und das Bedürfnis hat, sich zu bewegen. Sie könnte umherwandern, nicht still sitzen, an der Kleidung zupfen oder die Hände ringen. Ursachen können Langeweile, Schmerzen, Unbehagen, das Bedürfnis, die Toilette zu benutzen, oder die Suche nach etwas sein. Hält die Ruhelosigkeit über lange Zeiträume hinweg an, kann dies ein Anlass zur Sorge sein, da eine dauerhafte Ruhelosigkeit (z. B. in Form stundenlangen Umherwanderns) zur Müdigkeit führen und so das Risiko für Stürze erhöhen kann.

Shadowing

Unter Shadowing versteht man das Verhalten eines demenzkranken Menschen, sich wie ein Schatten an die Personen um sich herum „heften", ihnen also folgen und tun, was sie auch tun. Der Grund liegt häufig darin, dass eine Person mit Demenz Schwierigkeiten dabei haben kann, zu begreifen, was als Nächstes zu tun ist, oder zunehmend desorientiert sein. Die dadurch erzeugte Angst kann ein Gefühl der Unsicherheit und ein Bedürfnis nach Sicherheit hervorrufen. Auch dieses Verhalten ist nicht besonders gefährlich, kann aber eine ständige Stressquelle für den Betreuenden darstellen.

Schlafstörungen

Schlaf ist wichtig für die menschliche Gesundheit - sowohl für die Person mit Demenz als auch für den Betreuenden. Menschen mit Demenz können:

- mehr während des Tages schlafen (besonders, wenn die Krankheit fortschreitet);
- häufiger mitten in der Nacht aufwachen und Schwierigkeiten haben, wieder einzuschlafen;
- eine Umkehrung des Schlafrhythmus erleben (Tage und Nächte geraten durcheinander) [14].

Die wachsende Erschöpfung durch eine Schlafstörung kann einen größeren Einfluss auf die Person mit Demenz (und das bereits veränderte Gehirn) haben, was dazu führt, dass die Betroffenen noch mehr Unterstützung benötigen.

Die Betreuung an sich ist erschöpfend und wird zu einer zunehmenden Herausforderung, wenn auch Sie sich als Betreuer, z. B. aufgrund eines Schlafmangels, erschöpft fühlen.

Sturheit

Sturheit ist ein häufiges Verhalten bei Demenz. Der Kampf gegen den Verlust der Unabhängigkeit und der Widerstand gegen die Veränderung der Rollen kann zu dem Bedürfnis führen, an einem gewissen Kontrollgefühl festzuhalten, was sich durch sture Verhaltensweise äußert. Sturheit kann aber auch das Ergebnis der Unfähigkeit sein, Informationen zu verarbeiten und zu verstehen. Beispiele für stures Verhalten sind: „Sie können mir nicht sagen, dass es Zeit ist, meine Zähne zu putzen." „Ich brauche keine Dusche. Ich habe gestern eine genommen." „Ich kann meine eigene Medikation verwalten!" [15].

Spucken

An einer Demenz erkrankte Menschen schlucken möglicherweise nicht mehr so oft und wissen nicht, wie sie mit dem übermäßigen Speichel in ihrem Mund umgehen sollen. Sie können zudem ggf. nicht mehr erkennen, wann und wo es angemessen ist, zu spucken und spucken dann auch den Gehweg, spucken Essen aus oder spucken jemanden an. Manchmal kann dies auch eine Form von kämpferischem Verhalten sein, das ihren Ärger oder ihre Frustration ausdrückt [16].

Sundowning

Sundowning ist ein Begriff, der für Verhaltensänderungen verwendet wird, die am Abend um die Dämmerung herum auftreten [17]. Es kann aufgrund der Störung der inneren Uhr bei Menschen mit Demenz zu einer Zunahme von bestimmten Verhaltensweisen oder zur Verwirrung am späten Nachmittag/Abend oder bei Dunkelheit kommen. Das kann besonders während einer Zeit- oder Jahreszeitenänderung anstrengend sein. Sundowning kann bereits vorhandene Aggressionen, Ängste und Unruhe verstärken. Bis zu 66 % der Menschen mit einer Demenzdiagnose durchleben Sundowning-typische Verhaltensweisen [18].

Dinge wegnehmen

Menschen mit Demenz können dazu getrieben werden, nach Dingen zu suchen, die sie vermissen, oder einfach Dinge zu nehmen, von denen sie glauben, dass sie ihnen gehören. Dies wird auch als „Shopping" bezeichnet. Sie könnten denken, dass die Handtasche, die auf dem Rücken eines Stuhls in einem Restaurant hängt, ihre Handtasche ist. Vielleicht nehmen die Betroffenen sich auch die Brille der betreuenden Person, die diese im Badezimmer liegen gelassen hat, obwohl sie andere Stärken hat, oder die an Demenz erkrankte Person gar keine Brille trägt. Sie könnten einer anderen Person den Pullover wegnehmen – nicht, weil die Betroffenen einen Pullover benötigen, sondern weil sie etwas halten wollen oder die Weichheit schön finden. Manchmal gibt es auch keinen erkennbaren Grund. Dinge wegzunehmen ist ein häufiges Verhalten und sollte mit Feingefühl behandelt werden [19].

Bei all diesen möglicherweise auftretenden Verhaltensweisen ist es wichtig, sich daran zu erinnern, dass Ihr Angehöriger Ihr Angehöriger ist, auch wenn er sich anders verhält. Das Erlernen des Umgangs mit diesen Verhaltensweisen kann dazu beitragen, die zwischenmenschliche Beziehung zu bewahren. Die Veränderungen zu akzeptieren, erleichtert den gemeinsamen Alltag. Denken Sie immer daran: Sie haben sich nicht dazu entschieden, ein Betreuender zu sein. Die Person, für die Sie sorgen, hat sich nicht dazu entschieden, Demenz zu haben.

Diese Reise ist für Sie beide gleichermaßen frustrierend.

Literatur

1. Dementia related behaviors. Alzheimer's Association; 2021. https://www.alz.org/media/documents/alzheimers-dementia-related-behaviors-ts.pdf.
2. Oxford English Dictionary. Aggression. In: oed.com dictionary. https://www.oed.com/search/dictionary/?scope=Entries&q=aggression. Zugegriffen: 26. März 2024.
3. Oxford English Dictionary. Anger. In: oed.com dictionary. https://www.oed.com/search/dictionary/?scope=Entries&q=anger. Zugegriffen: 26. März 2024.
4. Oxford English Dictionary. Anxiety. In: oed.com dictionary. https://www.oed.com/search/dictionary/?scope=Entries&q=anxiety. Zugegriffen: 26. März 2024.
5. Oxford English Dictionary. Delusions. In: oed.com dictionary. https://www.oed.com/search/dictionary/?scope=Entries&q=delusions. Zugegriffen: 26. März 2024.
6. PACE quality monitoring & reporting guidance. Center of Medicare Services; 2021. www.cms.gov/files/document/pacequalitymonitoringandreportingguidancemarch2021.pdf.
7. Wandering. Alzheimer's Association. https://www.alz.org/help-support/caregiving/safety/wandering.
8. Understanding the stress response. 2020. https://www.health.harvard.edu/staying:healthy/understanding-the-stress-response.
9. Oxford English Dictionary. Hallucination. In: oed.com dictionary. https://www.oed.com/search/dictionary/?scope=Entries&q=hallucination. Zugegriffen: 26. März 2024.
10. Hallucinations. Cleveland Clinic health library. https://my.clevelandclinic.org/health/symptoms/23350-hallucinations.
11. Hallucinations and dementia. 2021. https://www.alzheimers.org.uk/about-dementia/symptoms-and-diagnosis/hallucinations.
12. What is hoarding disorder?. American Psychiatric Association; 2021. https://www.psychiatry.org/patients-families/hoarding-disorder/what-is-hoarding-disorder.
13. Hernandez A. Hyperorality. What is it, causes, treatment and more. Osmosis from Elsevier. https://www.osmosis.org/answers/hyperorality.
14. Sleep issues and sundowning. Alzheimer's Association. https://www.alz.org/help-support/caregiving/stages-behaviors/sleep-issues-sundowning.

15. Cramer L. Dealing with resistance to care, Alzheimer's Association Caregiver Tips & Tools. California Central Coast Chapter. https://www.alz.org/media/cacentral/dementia-care-41-dealing-with-resistance-to-care.pdf.
16. Kar SK, Pandey P, Singh N. Understanding the psychological underpinning of spitting: relevance in the context of COVID-19. Indian J Psychol Med. 2020;42(6):577–8. https://doi.org/10.1177/0253717620962429.
17. Sundowning (Changes in Behaviours at Dusk). 2023. https://www.dementiauk.org/information-and-support/health-advice/sundowning/.
18. Khachiyants N, Trinkle D, Son SJ, Kim KY. Sundown syndrome in persons with dementia: an update. Psychiatry Investig. 2011;8(4):275–87. https://doi.org/10.4306/pi.2011.8.4.275. Epub 2011 Nov 4.
19. Do people with early dementia resort to stealing? Health Central LLC; 2020. https://www.healthcentral.com/article/people-dementia-alzheimers-beginning-stages-resort-stealing.

Kapitel 5
Grundlegende Tipps

Nachdem es in den vorherigen Kapiteln um ein grundlegendes Verständnis über das, was Demenz ist, ging, sollen in diesem Kapitel nun drei grundlegende Fähigkeiten für den Umgang mit Demenz besprochen werden. Diese können den Prozess, einen Pflegeplan zu entwerfen, begleiten und zielen darauf ab, eine nachhaltige Pflege auf dem gemeinsamen Weg durch die Demenz zu bieten. Das Ziel von *Diese Drei Dinge* (Kap. 7) besteht darin, eine Situation zu betrachten und drei mögliche Optionen der Reaktion anzubieten. Dieses Kapitel gibt dafür grundlegende Tipps, um dabei zu helfen *Diese Drei Dinge* in die Tat umzusetzen. Dabei helfen die drei grundsätzlichen Konzepte „kritisches Denken", „Kreativität" und „Flexibilität".

Kritisches Denken

> **Kritisches Denken**
> Kritisches Denken ist die Fähigkeit der objektiven Analyse und Bewertung eines Problems, um ein Urteil zu bilden [1].

Kritisches Denken bedeutet, alle Informationen wahrzunehmen und ein zusammenhängendes Bild zu sehen. Es gibt drei Komponenten des kritischen Denkens [2]:

1. **Analyse der Situation** – Beobachtung dessen, was passiert, unter Verwendung der 5 Ws: Wer, Was, Wann, Wo und Warum.

2. **Bildung einer Meinung** – Verwendung dieser Informationen, um zu bestimmen, welche Handlungsoptionen es gibt. Was kann getan werden, um diese Situation zu lösen?
3. **Entscheidung treffen** – Basierend auf den Informationen ist die nächste Frage: Welche ist die beste Maßnahme zur Umsetzung? Wenn die erste Wahl nicht funktioniert, wird nach einer Alternative gesucht: Geben Sie nicht nach dem ersten Versuch auf.

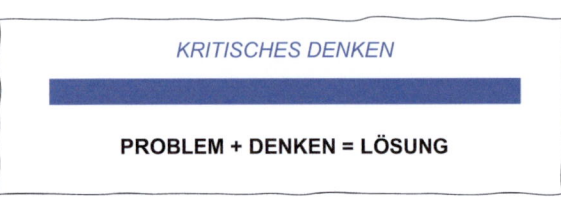

In einer Betreuungssituation müssen diese Schritte oft sehr schnell durchdacht werden. Es geht um das Hier und Jetzt, in dem man eine Lösung finden möchte.

Szenario 1
Ihre Familie hat gerade zu Abend gegessen. Der Tisch ist abgeräumt und alle haben die Küche verlassen, außer Ihrer Mutter. Sie fragt Sie, was Sie zum Abendessen servieren und glaubt Ihnen nicht, wenn Sie sagen, dass Sie alle gerade fertig gegessen haben. Ihre Mutter weigert sich, aufzustehen, bis sie gegessen hat. Wie nutzen Sie die Fähigkeit des „kritischen Denken" in dieser Situation?

1. **Analysieren Sie die Situation:** Was sind die Schlüsselinformationen, die Sie benötigen, um diese Situation zu lösen? Finden Sie die Informationen mithilfe der 5 Ws:

Wer: Ihre Mutter
Was: Sie will nicht vom Tisch aufstehen. Alle haben den Raum bereits verlassen.
Wann: 18:30 Uhr (beachten Sie die Zeit – es ist später am Abend, mögliches Sundowning – siehe Kap. 4 und Glossar) nachdem die Familie, einschließlich Ihrer Mutter, bereits zu Abend gegessen hat.
Wo: In der Küche
Warum: Sie hat vergessen, dass sie bereits zu Abend gegessen hat.

Dinge, die zu berücksichtigen sind: Ist Ihre Mutter Diabetikerin oder unter-/übergewichtig? Nimmt sie abends Medikamente ein, die nicht in Verbindung mit Nahrungsmitteln eingenommen werden dürfen? Gibt es andere Aktivitäten, die ihre Aufmerksamkeit ablenken könnten? Wird sie oft abends zunehmend verwirrt? Was passiert im angrenzenden Raum? Ist jemand in der Nähe, der mir helfen kann, sie in einen anderen Raum zu rufen?

2. Bilden Sie sich eine Meinung: Nach Beantwortung der oben genannten Fragen, gibt es da eine, die heraussticht? Wäre es mit Nachteilen für Ihre Mutter verbunden, mehr Nahrung zu sich zu nehmen? Würde Ihre Mutter es stören, am Tisch mit einem Glas Wasser zu bleiben, während Sie das Geschirr spülen? Kann jemand Ihre Mutter in das andere Zimmer rufen, um z. B. mit den Enkelkindern fernzusehen?

3. Treffen Sie eine Entscheidung: Sie entscheiden, dass die beste Option wäre, ihr ein Glas Wasser zu geben und sie in ein Gespräch zu verwickeln, während Sie das Geschirr spülen. In diesem Fall funktioniert es wunderbar!

Es wird Situationen geben, in denen Sie mehr Zeit für diesen Prozess haben. Sie sammeln Informationen über mehrere Instanzen und analysieren die Wirksamkeit der Maßnahmen, die Sie ergriffen haben. Das größere Bild erfasst mehrere Instanzen des gleichen Verhaltens oder Ereignisses. Dies wird als Verhaltensverfolgung bezeichnet und identifiziert mögliche Trends. Die Anerkennung von Trends und Mustern wird die Werkzeuge, die Sie zur Verfügung haben, um eine angemessene Entscheidung zu treffen, erhöhen. Dies wird Ihnen letztendlich die Möglichkeit geben, präventiv mit dem Verhalten umzugehen, anstatt auf die Situation zu reagieren.

Szenario 2
Sie bemerken, dass Ihre Mutter sich weigert, den Tisch nach dem Abendessen an den meisten Abenden zu verlassen. Sie akzeptiert das Glas Wasser und das ablenkende Gespräch am Tisch immer weniger. Ihre Mutter möchte weiterhin essen und fordert immer vehementer Essen.

1. Analysieren Sie die Situation: Wenn Sie auf mehrere diese Situationen an den letzten Abenden zurückblicken, welche Schlüsselinformationen benötigen Sie, um eine Lösung zu finden? Finden Sie die Informationen mit den 5 Ws:

Wer: Ihre Mutter und Familie
Was: Ihre Mutter steht nicht vom Tisch auf.
Wann: 5 von 7 Tagen, nachdem die Familie, einschließlich Ihrer Mutter, bereits zu Abend gegessen hat. Der Tisch wurde abgeräumt und der Rest der Familie hat den Raum verlassen.
Wo: Sie ist in der Küche ohne ihre Familie oder Teller auf dem Tisch.

Warum: Ihre Mutter hat vergessen, dass sie zu Abend gegessen hat.

Dinge, die zu beachten sind: Alle visuellen Hinweise darauf, dass gegessen wurde, wurden entfernt. Ihre Mutter ist nicht mit allen anderen gegangen. Sie fordert immer stärker das Essen ein.

2. Bilden Sie sich eine Meinung: Welche Muster oder Trends fallen Ihnen nach der Beantwortung der oben genannten Fragen auf? Da Ihre Mutter Diabetikerin ist, können sie den Forderungen nach mehr Essen nicht nachgeben. Wie kann trotzdem proaktiv in dieser Situation gehandelt werden? Kann Ihre Mutter mit einem Familienmitglied den Tisch verlassen? Kann sie ihren Teller auf dem Weg aus der Küche zur Spüle tragen? Kann der Tisch geräumt werden, nachdem sie den Raum verlassen hat?

3. Treffen Sie eine Entscheidung: Da Sie wissen, dass Ihre Mutter unsicher ist, ist es keine Option, dass sie ihren Teller zur Spüle trägt. Sie entscheiden sich, die Hilfe eines Familienmitglieds in Anspruch zu nehmen, um ihr beim Aufstehen zu helfen und in den anderen Raum für eine Aktivität wie Kartenspielen oder Fernsehen zu gehen, bevor die Teller vom Tisch geräumt werden.

Kreativität

Kreativität
Kreativität beschreibt den Einsatz der eigenen Vorstellungskraft und die Fähigkeit, Ideen, Alternativen oder Möglichkeiten zu generieren oder zu erkennen [3].

Demenz kann sich bei jedem Menschen anders zeigen – es gibt hier keinen einheitlichen Ver- oder Ablauf dieser Erkrankung. Jeder macht unterschiedliche Entwicklungen durch und reagiert anders auf Situationen. Jeder hat eine andere Persönlichkeit. Was heute funktioniert, funktioniert vielleicht morgen nicht mehr. Und was heute nicht geklappt hat, kann morgen wunderbar funktionieren. Kreativ zu bleiben, ist vor diesem Hintergrund sehr wichtig. Die Fähigkeit, die eigene Vorstellungskraft zur Generierung neuer Ideen zu nutzen, ist im Umgang mit Demenz von großer Bedeutung.

Dieser Ansatz kann für einige schwierig oder beängstigend sein. Einige suchen vielleicht nach konkreten Schritt-für-Schritt-Anweisungen, wie sie jede Situation bewältigen können – diese existieren aber nicht. Auch wenn sich manche Menschen nicht kreativ fühlen, trägt doch jeder die Fähigkeit dazu, kreativ zu sein, in sich. Es muss keine große Geste sein, es geht einfach darum, den Mut zu haben, den Geist zu öffnen und etwas Neues auszuprobieren; Dinge zu tun, die man noch nicht gesehen oder von denen man noch nicht gehört hat, ist der Weg zu neuen Möglichkeiten.

Wie können Sie Ihre kreative Seite nutzen? Probieren Sie *Diese Drei Dinge* aus:

1. **Kritzeln** – Nehmen Sie einen Stift und ein leeres Blatt Papier und zeichnen Sie frei drauflos. Das bringt Ihre Hände in Bewegung und Ihr Kopf konzentriert sich auf etwas anderes. Manchmal ist es das, was es braucht, um eine neue Idee auszulösen!
2. **Bewegen Sie sich** – Gehen Sie spazieren. Legen Sie Ihr Lieblingslied auf und tanzen Sie. Dadurch werden Endorphine freigesetzt, die wiederum das kreative Denken fördern.
3. **Reden Sie mit jemandem** – Das ist eine großartige Möglichkeit, das Denkmuster zu verändern. Siekönnen die spezifische Situation mit jemandem, dem Sie vertrauen, besprechen und Ideen austauschen. Durch das Gespräch mit jemandem können Lernen und neue Denkweisen gefördert werden.

Kreativ zu sein in Verbindung mit kritischem Denken kann helfen, sich um einen Menschen mit Demenz zu kümmern. Wenn diese Konzepte zu *Diese Drei Dinge* hinzugefügt werden, eröffnet sich eine Welt voller zusätzlicher Möglichkeiten.

> **Flexibilität**
> Flexibilität ist die Bereitschaft, sich zu ändern oder Kompromisse einzugehen [4].
> Flexibilität bedeutet auch, Geduld zu haben.

Flexibilitätist der letzte grundlegende Pfeiler, um *Diese Drei Dinge* umzusetzen. Jeder hat Erwartungen daran, wie „die Dinge laufen werden" oder sollten. So funktioniert das Leben aber nicht. Die Betreuung eines Menschen mit Demenz ist häufig damit verbunden, dass etwas ursprünglich Geplantes nicht wie erwartet verläuft. Eine Demenz ist unberechenbar.

Es ist nicht einfach, flexibel zu sein.

Wenn Sie Schwierigkeiten haben, flexibel zu sein, versuchen Sie *Diese Drei Dinge*.

1. Atmen Sie tief ein und zählen Sie bis zehn.
2. Schütteln Sie die vorgefassten Vorstellungen davon ab, wie sich die Situation entwickeln wird. Und damit ist gemeint: Schütteln Sie es buchstäblich ab – schütteln Sie Ihre Hände, Ihren Kopf, Ihre Hüften und visualisieren Sie, wie die Vorstellungen wegfliegen.
3. Führen Sie bewusst Selbstgespräche. Sagen Sie laut.
  „Ich habe nicht um die Situation gebeten. Mein geliebter Mensch auch nicht."
  „Dies ist ein Moment und er wird vergehen."
  „Diese Idee hat nicht funktioniert. Was kann ich als Nächstes versuchen?"

Wie das Sprichwort sagt, „Wenn der Plan nicht funktioniert, ändern Sie den Plan, nicht das Ziel" (eigene Übersetzung) [5]. Es ist sinnvoll, das Augenmerk auf das Ziel zu richten, in diesem Fall also, die Pflege für die Person mit Demenz zu gewährleisten. Flexibel in diesem Plan zu sein, ermöglicht es, sich zu biegen, ohne zu brechen.

In diesem Kapitel wurden drei grundlegende Tipps vorgestellt, um die Anwendung von *Diese Drei Dinge* zu erleichtern. Bevor nun *Diese Drei Dinge selbst* vorgestellt werden, werden noch ein paar Techniken beschrieben, die bei der Umsetzung helfen.

Literatur

1. Oxford English Dictionary. Critical thinking. In. oed.com dictionary. https://www.oed.com/search/dictionary/?scope=Entries&q=critical++thinking. Zugegriffen: 26 März 2024.
2. Margot Note Consulting LLC. Three levels of critical thinking. 2020. https://www.margotnote.com/blog/2020/06/01/critical-thinking.
3. Oxford English Dictionary. Creativity. In: oed.com dictionary. https://www.oed.com/search/dictionary/?scope=Entries&q=creativity. Zugegriffen: 26 März 2024.
4. Oxford English Dictionary. Flexibility. In: oed.com dictionary. https://www.oed.com/search/dictionary/?scope=Entries&q=flexibility. Zugegriffen: 26 März 2024.
5. Author unknown. https://www.insightoftheday.com.

Kapitel 6
Techniken

Bei der Pflege von Personen mit Demenz gibt es sechs Haupttechniken, die diese Reise erleichtern und an jede Situation angepasst werden können. Obwohl diese Techniken zunächst sehr einfach erscheinen, kann es doch zu einer Herausforderung werden, sie einzusetzen. Ihre Anwendung mag manchmal unbeholfen und unangenehm erscheinen. Durch Übung werden sie aber selbstverständlicher, wenn man sich dabei auf die Person mit Demenz fokussiert. Wichtig ist: Seien Sie nicht zu hart zu sich selbst, während Sie diese Techniken üben und erlernen. Demenz ist verzeihend.

Technik #1: Nicht streiten

Hier handelt es sich um einen Streit, den Sie jedes Mal verlieren werden. Die Person mit Demenz hat die Fähigkeit, zu argumentieren, verloren [1] und sieht nur ihre eigene Perspektive. Vielleicht hat der an Demenz erkrankte Mensch die Situation, über die man mit ihm sprechen möchte, bereits wieder vergessen. Es kann gut passieren, dass die betroffene Person nach einem Streit, nach dem man vielleicht erst einmal auseinandergegangen ist, vergisst, dass dieser Streit jemals stattgefunden hat. Zeit und Ort verschwimmen für sie.

Manchmal geht es aber auch um das Behalten der Kontrolle oder den Versuch, die eigene Unabhängigkeit zu bewahren. Auch wenn den Betroffenen alles entgleitet, aber sie haben diesen Moment zum Festhalten.

Obwohl es auf den ersten Blick leicht zu verstehen ist, warum man nicht streiten sollte, ist das **WIE** der schwierige Teil.

Wenn Sie mit der Herausforderung konfrontiert sind, einen Streit zu vermeiden, versuchen Sie *Diese Drei Dinge:*

1. Atmen Sie tief durch und seien Sie bereit, nicht recht haben zu müssen.
2. Akzeptieren Sie die Tatsache, dass es wirklich keine Rolle spielt, wer recht hat und wer nicht. Sie suchen nach einer positiven Interaktion.
3. Wenn Sie nicht loslassen können, gehen Sie buchstäblich weg, zählen Sie langsam bis zehn, betreten Sie den Raum erneut und versuchen Sie, der Situation anders zu begegnen.

Technik #2: Betreten Sie die Realität des an Demenz Erkrankten

Es ist oft so, dass die Realität der Person mit Demenz nicht der eigenen entspricht. Demenzkranke Menschen reisen in der Zeit zurück, da die Gegenwart aus ihrem Gedächtnis verschwindet. Manchmal vertreten sie eine falsche Überzeugung oder denken etwas völlig Unmögliches, was aber in Ordnung ist. Es ist wichtig, diesen Umstand zu akzeptieren: Lassen Sie sich – sofern dadurch keine Gefahr entsteht – auf die Realität Ihres Gegenübers ein. Tatsächlich kann dieses Einlassen Ruhe und ein Wohlfühlen schaffen und nicht, wie man denken könnte, zu mehr Verwirrung beim Gegenüber führen. Wenn Ihre Mutter z. B. glaubt, dass sie eine Sängerin in einem Nachtklub ist, lassen Sie sie singen und applaudieren Sie ihr, wenn sie fertig ist. Wenn Ihr Vater denkt, dass Sie sein Vater oder sein Bruder sind, konzentrieren Sie sich auf die Verbindung und nicht auf die Personenzuschreibung.

Obwohl es auf den ersten Blick leicht zu verstehen ist, warum es sinnvoll sein kann, in die Welt des anderen einzutreten, ist das **WIE** daran der schwierige Teil.

Wenn Sie in eine Situation kommen, in der Sie mit der Realität des anderen konfrontiert werden, versuchen Sie *Diese Drei Dinge:*

1. Hören Sie zu, führen Sie ein Gespräch und gehen Sie nicht davon aus, dass Sie wissen, wo genau sich der an Demenz erkrankte Mensch gerade in der Realität befindet.
2. Fordern Sie Ihr Gegenüber nicht heraus oder korrigieren Sie nicht.
3. Atmen Sie tief durch und lassen Sie sich ein, indem Sie die Wahrnehmung der beschriebenen Realität bestätigen.

Technik #3: Fünf Wörter oder weniger

Die durch die Demenz hervorgerufenen Veränderungen im Gehirn bewirken auch, dass sich die neuronalen Verbindungsbahnen verschlechtern, was es für die betroffene Person schwieriger macht, einem Gespräch zu folgen. Sie kann sich in der Regel nur drei bis fünf Wörter merken oder sich an das Letzte, was gesagt wurde, erinnern [2]. Jedes Wort oder jede Phrase kann zudem von dem erkrankten Menschen wörtlich genommen werden. Je mehr Wörter gesprochen werden, desto höher ist daher das Risiko für Verwirrung und Unruhe. Einfache und klare Aussagen mit fünf oder weniger Wörtern erhöhen daher das Verständnis und die Zusammenarbeit.

Obwohl es auf den ersten Blick leicht zu verstehen ist, warum es sinnvoll ist, fünf Wörter oder weniger in der Kommunikation zu nutzen, ist das **WIE** daran der schwierige Teil.

Wenn Sie versuchen, fünf Wörter oder weniger in der Kommunikation mit einem an Demenz erkrankten Menschen zu benutzen, könnten Ihnen *Diese Drei Dinge* dabei helfen:

1. Denken Sie nach, bevor Sie anfangen, zu sprechen. Was genau möchten Sie sagen und wie können Sie das auf fünf Wörter oder weniger reduzieren?
2. Sprechen Sie Anweisungen Satz für Satz aus: „Knöpfen Sie Ihr Hemd auf.", „Heben Sie Ihre Arme." Üben Sie die „Schritt-für-Schritt"-Anweisungen bei sich selbst: Das nächste Mal, wenn Sie sich Ihre Zähne putzen, sprechen Sie mit sich selbst über die ausgeführte Aktivität und verbinden Sie jeden Schritt Ihrer Handlung mit einer kurzen, gesprochenen Anweisung.
3. Üben Sie auch in Ihrem eigenen Alltag (wenn Sie gerade nicht für die Betreuung des demenzkranken Menschen zuständig sind) den Einsatz von fünf Wörtern oder weniger. Wenn Sie z. B. diskutieren, welches Gemüse zum Abendessen gekocht werden soll, brechen Sie „Sollen wir heute Abend Erbsen oder Karotten zum Abendessen haben?" auf „Erbsen oder Karotten?" herunter.

Technik #4: Spiegelbild

Das Fortschreiten einer Demenz bringt häufig auch mit sich, dass die betroffene Person zunehmend vergisst, wie man alltägliche Aufgaben erledigt. Dinge, die bisher einfach und ohne Nachdenken erledigt wurden, werden plötzlich zu einem Rätsel. Was ist dieses glänzende Ding neben dem Teller? Was soll man damit machen? Die Zähne putzen? Was bedeutet das? Hier kann es helfen, ein „lebendiges Spiegelbild" zu haben – wenn Sie eine Aufgabe zur gleichen Zeit erledigen, kann die von Demenz betroffene Person sich an Ihnen orientieren und die Aktion nachahmen, als würde sie sich in einem Spiegel sehen.

Obwohl es leicht ist zu verstehen, warum es sinnvoll ist, ein Vorbild zum Nachahmen zu haben, ist das **WIE** daran der schwierige Teil.

Wenn Sie versuchen, ein Spiegelbild für Ihr Gegenüber zu sein, versuchen Sie *Diese Drei Dinge:*

1. Setzen Sie sich direkt gegenüber oder stellen Sie sich frontal vor die Person.
2. Achten Sie auf eine positive Körpersprache – halten Sie den Augenkontakt, um sicherzustellen, dass man Ihnen zuschaut; verstärken Sie positiv, indem Sie mit dem Kopf nicken.
3. Bewegen Sie sich langsam, wenn Sie die Aufgabe Schritt für Schritt erledigen.

Technik #5: Räumliche Wiederholung (RW)

Die räumliche Wiederholung (auch Spaced-Retrieval genannt) ist eine evidenzbasierte Technik, die das prozedurale Gedächtnis nutzt, um Menschen zu helfen, auch an Informationen zu erinnern [2, 3]. Diese Technik ist z. B. wertvoll, um jemandem zu helfen, der immer wieder die gleiche Frage stellt. Sie kann dabei helfen, die Verwirrung und die Sorge, die durch den Gedächtnisverlust entstehen können, durch die Verwendung des geschriebenen Wortes und sanfte Erinnerungen zu mindern. Angenommen, Sie helfen Ihrer Mutter jeden Dienstag und Donnerstag beim Duschen. Ihre Mutter ruft Sie zwischenzeitlich immer wieder an, um zu fragen, wann Sie vorbeikommen, um ihr bei der Dusche zu helfen. Sie schreiben die Antwort auf diese Frage auf zwei Post-it-Zettel, von denen Sie einen auf den Badezimmerspiegel und einen neben das Telefon kleben. Das nächste Mal, wenn Ihre Mutter mit dieser Frage anruft, erinnern Sie sie sanft daran, auf den Zettel zu schauen. Der damit verbundene Ansatz ist, dass durch die Wiederholung dadurch eine neue Erinnerung entsteht und im Gehirn verankert wird. Wenn Ihre Mutter, um in dem Beispiel zu bleiben, an die Frage denkt, wird sie in der Lage sein, sich selbst zu der Notiz zu lenken und schließlich die Antwort selbst zu erinnern, was die wiederholten Anrufe reduziert. Diese Technik kann mit Bildern angepasst werden, wenn die Person z. B. nicht mehr lesen kann.

Obwohl es leicht ist zu verstehen, warum es sinnvoll ist, das räumliche Wiederholen einzusetzen, ist das **WIE** daran der schwierige Teil.

Wenn Sie die räumliche Wiederholung einsetzen möchten, versuchen Sie *Diese Drei Dinge:*

1. Schreiben Sie ausschließlich die Antwort auf die gestellte Frage auf den Zettel – in großen, fetten Buchstaben mit einer kontrastierenden Farbe und fünf Wörtern oder weniger.
2. Platzieren Sie die Zettel in einem Bereich, der für die Person sichtbar ist.
3. Verweisen Sie immer wieder mit den gleichen Worten auf die Notiz, bis die neue Erinnerung verankert ist.

Technik #6: Therapeutische Wahrheiten

Der Idealfall ist, dass man ehrlich zueinander ist und die Wahrheit sagt. Wenn man aber an Demenz leidet und nicht dazu in der Lage ist zu argumentieren oder sich zu erinnern, ist dieser Vorsatz dann immer hilfreich? Eine therapeutische Wahrheit ist eine unwahre Aussage, um die Realität einer Person (hier mit Demenz) zu bewahren und zu schützen. Sie bietet Beruhigung und Trost. Wenn z. B. eine 84-jährige Frau fragt, wo ihr Vater ist, könnten Sie sagen, dass er bei der Arbeit ist und bald nach Hause kommt. Auch wenn der Vater längst verstorben ist – erinnert man die an Demenz erkrankte Frau daran, erlebt sie den Schmerz des Verlustes jedes Mal neu, als ob die Erkenntnis zum ersten Mal käme. Wenn Ihr Vater das Haus für einen notwendigen Arzttermin nicht verlassen will, können Sie ihm sagen, dass Sie zum Mittagessen ausgehen.

Obwohl es leicht ist zu verstehen, warum eine therapeutische Wahrheit manchmal sinnvoll sein kann, ist das **WIE** daran der schwierige Teil.

Wenn Sie eine therapeutische Wahrheit nutzen möchten, denken Sie an *Diese Drei Dinge:*

1. Halten Sie es einfach. Es besteht keine Notwendigkeit, eine aufwendige Geschichte zu erfinden.
2. Geben Sie sich selbst die Erlaubnis, eine Unwahrheit zu erzählen.
3. Passen Sie die Geschichte an die Person an, damit sie glaubwürdig ist.

Diese sechs Techniken können an jede Situation angepasst werden, was nicht bedeutet, dass sie auch jedes Mal funktionieren: Was heute funktioniert, funktioniert möglicherweise morgen nicht. Und was heute nicht funktioniert, kann morgen wunderbar funktionieren. „Wann" und „Wie oft" etwas funktioniert, ist sehr variabel. Verlieren Sie daher nicht die Hoffnung. Bleiben Sie kreativ, flexibel und tun Sie, was für Sie angenehm ist.

Literatur

1. What is dementia? https://www.scie.org.uk/dementia/.
2. Carpenter SK, Pan SC, Butler AC. The science of effective learning with spacing and retrieval practice. Nat Rev Psychol. 2022;1:496–511. https://doi.org/10.1038/s44159-022-00089-1.
3. Small JA, Cochrane D. Spaced retrieval and episodic memory training in Alzheimer's disease. Clin Interv Aging. 2020;15:519–36. https://doi.org/10.2147/CIA.S242113.

Kapitel 7
Diese Drei Dinge

Die Informationen aus den vorherigen Kapiteln dienten dazu, einen Überblick zum Thema Demenz zu vermitteln und dienten als Grundlage, um ein wichtiges Werkzeug nutzen zu können - *Diese Drei Dinge*.

Dieses Kapitel enthält Beispiele von Verhaltensweisen und Situationen, die im Rahmen einer Demenzerkrankung häufig vorkommen, und jeweils drei Handlungsweisen, um diesen Situationen zu begegnen.

Aktivitäten des täglichen Lebens (ATLs)

Wenn Sie damit konfrontiert sind, dass der an Demenz erkrankte Mensch *sich weigert, die Zähne zu putzen,* versuchen Sie *Diese Drei Dinge.*

1. Benutzen Sie das Spiegelbildprinzip – putzen Sie sich auch Ihre Zähne.
2. Legen Sie Musik auf und putzen Sie im Takt.
3. Stellen Sie sicher, dass die Zahnpasta nicht zu minzig bzw. scharf im Geschmack ist.

Wenn Sie damit konfrontiert sind, dass der an Demenz erkrankte Mensch *Angst vor dem Duschen hat,* versuchen Sie *Diese Drei Dinge.*

1. Erklären Sie ruhig Schritt für Schritt, was Sie tun, während Sie es tun.
 „Es ist Zeit zum Duschen."
 „Lassen Sie uns die Schuhe ausziehen."
 „Lassen Sie uns die Socken ausziehen."
2. Spielen Sie die Lieblings- oder beruhigende Musik.
3. Bereiten Sie den Raum vor, bevor Sie die Person ins Badezimmer bringen.
 Haben Sie alle benötigten Utensilien?
 Überprüfen Sie die Raumtemperatur. Ist es warm genug?

Wenn Sie damit konfrontiert sind, dass der an Demenz erkrankte Mensch, *sich weigert zu duschen,* versuchen Sie *Diese Drei Dinge.*

1. Fragen Sie sich: „Wen stört das?"
   Mit zunehmendem Alter müssen Menschen nicht so oft baden/duschen.
   Wasser und Seife können die Haut austrocknen.
   Verschiedene Kulturen sehen das Baden unterschiedlich.
2. Verwenden Sie eine therapeutische Wahrheit.
   „Wir bekommen heute Besuch."
   „Sie haben einen Termin."
3. Versuchen Sie es zu einem besseren Zeitpunkt erneut.

Wenn Sie damit konfrontiert sind, dass *Nagelpflege gemacht werden muss,* versuchen Sie *Diese Drei Dinge.*

1. Bieten Sie regelmäßige Pflege an.
2. Machen Sie es zu einem Spaß.
   Veranstalten Sie einen Spa-Tag.
   Weichen Sie die Nägel in warmem Wasser ein.
   Verwenden Sie duftende Lotion.
   Spielen Sie Musik.
3. Bieten Sie eine Ablenkung an.
   Setzen Sie jemand anderen dazu, der mit dem an Demenz erkrankten Menschen spricht.
   Legen Sie ein Handtuch über die Arme der Person.
   Schalten Sie den Fernseher ein.

Wenn Sie damit konfrontiert sind, dass der an Demenz erkrankte Mensch sich versucht *auszuziehen,* versuchen Sie *Diese Drei Dinge.*

1. Stellen Sie sicher, dass die Kleidung bequem sitzt.
2. Ziehen Sie Kleidung an, die schwerer ausgezogen werden kann.
   Overalls
   Jumpsuits
   Ziehen Sie die Kleidung falsch herum an.
3. Lenken Sie die Person durch eine Aktivität oder ein Gespräch ab.

Wenn Sie damit konfrontiert sind, dass der an Demenz erkrankte Mensch sich *anziehen soll,* versuchen Sie *Diese Drei Dinge.*

1. Verwenden Sie fünf Wörter oder weniger.
   „Zieh dein Hemd an."
   „Zieh deine Hose hoch."
2. Bieten Sie Hilfe an.
   „Kann ich Dir helfen?"
   „Lass mich sehen."

3. Vereinfachen Sie die Kleidung.
   Hosen mit elastischem Bund
   Schuhe mit Klettverschluss
   Hemden mit großem Halsausschnitt

Wenn Sie damit konfrontiert sind, dass der an Demenz erkrankte Mensch *die Kleidung nicht wechseln möchte*, versuchen Sie *Diese Drei Dinge*.

1. Vereinfachen Sie die Auswahl der Kleidung im Schrank.
   Entfernen Sie Kleidungsstücke, die nicht passen, nicht der Jahreszeit entsprechen oder verschmutzt sind.
   Hängen Sie Outfits zusammen auf einen Kleiderbügel.
2. Bieten Sie zwei Möglichkeiten an
   „Blaues oder rotes Hemd?"
3. Verwenden Sie eine therapeutische Wahrheit
   „Du hast einen Termin."
   „Wir erwarten Besuch."

Wenn Sie damit konfrontiert sind, dass der an Demenz erkrankte Mensch sich *nicht angemessen für das Wetter* anziehen möchte, versuchen Sie *Diese Drei Dinge*.

1. Fragen Sie sich, „Wen stört das?"
2. Unterbinden Sie den Zugriff auf saisonale Kleidung, Schuhe, Oberbekleidung.
   Nehmen Sie den Wintermantel im Frühling aus dem Schrank.
   Entfernen Sie im Herbst kurzärmelige Hemden aus der Kommode.
3. Verwenden Sie eine therapeutische Wahrheit.
   „Hier ist ein Geschenk."
   „Passt das?"
   „Da ist ein Fleck drauf."

Wenn Sie damit konfrontiert sind, dass der an Demenz erkrankte Mensch den *Mantel nicht anziehen möchte*, versuchen Sie *Diese Drei Dinge*.

1. Reichen Sie den Mantel an.
2. Verwenden Sie das Spiegelbildprinzip und ziehen Sie Ihren eigenen Mantel an.
3. Fragen Sie sich: „Ist das wirklich notwendig?"
   Wird die Person in ein warmes Auto einsteigen?
   Entsteht ein Nachteil, wenn kein Mantel getragen wird?

Wenn Sie damit konfrontiert sind, dass der an Demenz erkrankte Mensch die *Unabhängigkeit bewahren möchte*, versuchen Sie *Diese Drei Dinge*.

1. Ermöglichen Sie kleine Erfolgserlebnisse, indem Sie einfache Schritte anbieten und die Auswahlmöglichkeiten einschränken.
2. Passen Sie die Aufgabe an die vorhandenen Fähigkeiten an.
   Klettverschluss statt Knöpfe
   Hose zum Hineinschlüpfen statt Reißverschluss
   Slow Cooker statt Ofen

3. Nutzen Sie anpassbare Geräte/Vorrichtungen.
   Tasse mit Deckel
   Teller mit Rand
   Haltegriffe neben der Toilette

Verhaltensweisen

Wenn Sie vor *Kommunikationsschwierigkeiten* stehen, versuchen Sie *Diese Drei Dinge.*

1. Verwenden Sie fünf Wörter oder weniger.
   „Komm mit mir."
   „Es ist Zeit, zu essen."
   „Kannst du mir helfen?"
2. Streiten Sie nicht.
3. Achten Sie auf die nonverbale Kommunikation.
   Halten Sie Augenkontakt.
   Halten Sie Ihre Arme offen, statt gekreuzt.
   Seien Sie sich Ihrer Gesichtsausdrücke bewusst.

Wenn Sie mit *wiederholten Geschichten oder Fragen* konfrontiert sind, versuchen Sie *Diese Drei Dinge.*

1. Treten Sie in die Realität des Gegenübers ein.
2. Verwenden Sie das Prinzip der Wiederholung.
   Schreiben Sie die Antwort auf die immer wieder gestellte Frage auf ein Stück Papier oder eine Notizkarte.
   Weisen Sie darauf hin, das Papier/die Karte jedes Mal anzusehen, wenn die Frage gestellt wird.
3. Lenken Sie mit einer Aktivität oder einem anderen Thema ab.

Wenn Sie *wiederholt angerufen werden,* versuchen Sie *Diese Drei Dinge.*

1. Verwenden Sie jedes Mal die gleiche Aussage.
   „Du bist sicher."
   „Alles ist in Ordnung."
   „Ich werde bald nach Dir sehen."
2. Seien Sie proaktiv. Rufen Sie selbst routinemäßig/regelmäßig an.
3. Richten Sie eine beruhigende Voicemail-Nachricht ein, die es ermöglicht, den Anruf auf die Voicemail umzuleiten.
   „Mama – alles ist in Ordnung."
   „Ich spreche gerade auf der anderen Leitung."
   „Ich werde Dich bald anrufen."

Wenn Sie vor *Streitigkeiten* stehen, versuchen Sie *Diese Drei Dinge.*

1. Ändern Sie den Fokus.
   Bieten Sie eine Ablenkung an.
   Stellen Sie eine Frage.
2. Lassen Sie sich auf die Welt des Gegenübers ein.
   Wenn der an Demenz erkrankte Mensch denkt, es regnet, dann regnet es.
   Wenn der an Demenz erkrankte Mensch denkt, es ist 1975, dann ist es 1975.
3. Unterbrechen Sie den Streit und gehen Sie aus der Situation raus.

Wenn der an Demenz erkrankte Mensch *hortet*, versuchen Sie *Diese Drei Dinge*.

1. Stellen Sie eine Kiste oder Schubladen zum Wühlen zusammen. Füllen Sie sie mit Gegenständen, die für die Person von Interesse oder Bedeutung sind.
2. Verwenden Sie eine therapeutische Wahrheit, wenn Gegenstände aus dem Haus entfernt werden sollen.
   „Wir spenden diese Gegenstände."
   „Eine Familie braucht das."
   „Kann ich das ausleihen?"
3. Begrenzen Sie, was ins Haus gebracht wird.
   Sortieren Sie die Post, bevor Sie sie ins Haus bringen.
   Stoppen oder reduzieren Sie die Zeitungszustellung.

Wenn Sie versuchen möchten, *aggressives Verhalten zu verhindern,* versuchen Sie *Diese Drei Dinge*.

1. Schaffen Sie eine ruhige Umgebung.
   Spielen Sie leise Musik.
   Begrenzen Sie die Stimulation.
   Achten Sie darauf, was im Fernsehen läuft.
2. Treten Sie in die Realität des Gegenübers ein.
3. Seien Sie achtsam in Bezug auf die eigene Einstellung und die eigene Kommunikation.
   Denken Sie daran, dass Ihre Verhaltensweisen und Emotionen gespiegelt werden könnten.
   Bestätigen Sie die Gefühle und Erfahrungen des Gegenübers.

Wenn Sie versuchen, *Aggression zu managen,* versuchen Sie *Diese Drei Dinge*.

1. Bleiben Sie ruhig.
   Denken Sie daran, dass sie Ihr Verhalten und Ihre Emotionen spiegeln werden.
   Nehmen Sie ein paar tiefe Atemzüge.
   Reagieren Sie nicht aggressiv.
2. Versuchen Sie, um- oder abzulenken.
   Stellen Sie eine Frage zu einem anderen Thema.
   Lassen Sie die Türklingel oder das Telefon läuten.
   Lassen Sie etwas fallen, wie ein Buch, ein Kissen oder Ihren Schlüssel.
   Sprechen Sie leise.
3. Schaffen Sie einen sicheren Ort, an den Sie sich zurückziehen können. Es ist in Ordnung, wegzugehen.

Wenn Sie mit *schwierigen Verhaltensweisen in der Öffentlichkeit* umgehen müssen, versuchen Sie *Diese Drei Dinge*.

1. Informieren Sie die Menschen um Sie herum mit einem Button oder einer Visitenkarte, auf der ein vorgedruckter Hinweis steht: „Mein Angehöriger hat Demenz. Bitte haben Sie Geduld und Verständnis."
2. Seien Sie proaktiv, nicht reaktiv.
   Seien Sie sich der Auslöser bewusst.
   Stellen Sie sicher, dass grundlegende Bedürfnisse erfüllt sind, bevor Sie gehen.
3. Seien Sie sich der Umgebungsbedingungen bewusst.
   Setzen Sie sich in einen ruhigen Bereich.
   Vermeiden Sie eine Überstimulation.

Wenn Sie vor der Herausforderung *öffentlicher sexueller Verhaltensweisen* stehen, versuchen Sie *Diese Drei Dinge*.

1. Bieten Sie Privatsphäre an.
2. Überreagieren Sie nicht.
3. Beschämen Sie die Person nicht.

Wenn Sie mit dem *unangemessenen Berühren anderer* umgehen müssen, versuchen Sie *Diese Drei Dinge*.

1. Geben Sie Ihrem Gegenüber etwas zum Festhalten.
2. Lenken Sie die Aufmerksamkeit auf eine Aktivität, eine Aufgabe oder etwas im Raum.
3. Achten Sie auf Ihre eigene Position – stehen Sie eine Armlänge entfernt, drehen Sie der Person nicht den Rücken zu.

Wenn Sie mit einer *unangemessenen Sprache* konfrontiert sind, versuchen Sie *Diese Drei Dinge*.

1. Überreagieren Sie nicht.
2. Konzentrieren Sie sich auf die Emotion.
3. Bieten Sie eine Ablenkung an.
   Wechseln Sie das Thema.
   Bieten Sie einen Snack an.
   Rufen Sie aufgeregt „Schau mal da!" und zeigen Sie auf etwas.

Wenn Sie damit konfrontiert sind, dass der an Demenz erkrankte Mensch *Angst oder Furcht* zeigt, versuchen Sie *Diese Drei Dinge*.

1. Beruhigen Sie mit einer ruhigen, gelassenen Stimme.
   „Sie sind hier sicher."
   „Ich bleibe hier bei Dir."
   „Es tut mir leid, dass Du Dich so fühlst."
2. Schaffen Sie eine ruhige Umgebung.
   Reduzieren Sie den Lärm.
   Wechseln Sie in einen anderen Raum.
   Begrenzen Sie mögliche Reize.

Verhaltensweisen 41

3. Lenken Sie mit einer Aktivität ab, wie zum Beispiel:
   – ein Lied singen.
   – Fernsehen schauen.
   – einen Spaziergang machen.

Wenn Sie vor der Herausforderung stehen, dass *die Person ängstlich* ist, versuchen Sie *Diese Drei Dinge.*

1. Beruhigen Sie mit Worten und Berührung.
2. Versuchen Sie, sich auf die Emotion zu konzentrieren, die vielleicht hinter der Angst steckt, die der Betroffene aber nicht äußern kann.
3. Geben Sie dem an Demenz erkrankten Menschen etwas, was ihn trösten könnte.
   Babypuppe
   Stofftier
   Weiche Decke

Wenn Sie mit *Halluzinationen* konfrontiert sind, versuchen Sie *Diese Drei Dinge.*

1. Streiten Sie nicht. Für Ihr Gegenüber ist das Gesehene/Erlebte real.
   Entfernen Sie die Spinne, wenn dort angeblich eine ist.
   Vernichten Sie die Käfer.
   Benutzen Sie den Regenschirm, auch wenn es nicht regnet.
2. Ignorieren Sie die Emotionen oder das Gesehen nicht.
3. Wenn die von Demenz betroffene Person nicht selbst von der Halluzination erschreckt ist, nehmen Sie sie hin.
   Begrüßen Sie den Freund am Tisch.
   Begutachten Sie den Welpen.

Wenn Sie vor der Herausforderung der *Wahnvorstellungen* stehen, versuchen Sie *Diese Drei Dinge.*

1. Nehmen Sie es nicht persönlich, wenn Ihnen etwas vorgeworfen wird. Denken Sie daran, dass es sich um eine krankhafte Veränderung handelt.
2. Erkennen Sie die Gefühle Ihres Angehörigen an und geben Sie eine einfache Antwort.
3. Lenken Sie ab.
   Bieten Sie eine Aktivität an.
   Singen Sie ein Lied.
   Unternehmen Sie etwas Aktives, wie einen Spaziergang.
   Geben Sie Ihrem Gegenüber etwas Tröstendes, an dem er sich festhalten kann.

Wenn Sie mit *Paranoia* konfrontiert sind, versuchen Sie *Diese Drei Dinge.*

1. Beruhigen Sie Ihr Gegenüber.
   Konzentrieren Sie sich auf die Emotion (in der Regel Angst).
   Versichern Sie Ihrem Gegenüber immer wieder, dass er/sie sicher ist.

2. Treten Sie in die Realität Ihres Gegenübers ein.
   „Ich werde die Tür abschließen."
   „Wir sind sicher."
   „Er kann hier nicht hereinkommen."
3. Streiten Sie nicht und versuchen Sie nicht zu argumentieren.

Wenn Sie mit Shadowing umgehen müssen, versuchen Sie *Diese Drei Dinge*.

1. Lenken Sie mit einer Aktivität ab.
2. Betonen Sie, dass Ihr Gegenüber sicher ist und nichts zu befürchten hat.
3. Nutzen Sie das Wiederholungsprinzip.
   Geben Sie dem an Demenz erkrankten Menschen ein Bild von Ihnen zum Halten in die Hand oder eine Notiz, dass Sie gleich zurück sein werden.

Wenn Sie mit *falschen Beschuldigungen* konfrontiert werden, versuchen Sie *Diese Drei Dinge*.

1. Seien Sie sich Ihrer eigenen Reaktion auf die Beschuldigung bewusst.
   Streiten Sie nicht.
   Überreagieren Sie nicht.
   Achten Sie auf Ihre nonverbale Sprache.
2. Stimmen Sie mit einer therapeutischen Wahrheit zu.
   „Das sind schlechte Dinge."
   „Machen Sie sich keine Sorgen."
   „Ich kümmere mich darum."
3. Lenken Sie ab, zum Beispiel durch....
   ...das Anbieten von Essen und/oder Trinken.
   ...das Vortäuschen eines Telefonanrufs.
   ...das Einschalten von Musik.

Wenn Ihr Gegenüber sich ständig bewegen und gehen möchte, versuchen Sie *Diese Drei Dinge*.

1. Fragen Sie sich: „Wen stört das?"
   Wenn es kein Sturzrisiko gibt oder die an Demenz erkrankte Person nicht übermäßig müde ist, lassen Sie sie gehen.
   Stellen Sie sicher, dass ein barrierefreier Weg zum Gehen vorhanden ist.
   Stellen Sie sicher, dass die Umgebung sicher ist.
2. Bieten Sie andere Bewegungsmöglichkeiten an.
   Verandaschaukel
   Schaukelstuhl
   Tanzen
3. Lenken Sie mit etwas anderem ab.
   Schalten Sie den Fernseher ein.
   Bieten Sie eine Zeitschrift oder ein Fotoalbum an.
   Geben Sie der an Demenz erkrankten Person etwas zum Halten.

Wenn Sie mit dem Sundowningphänomen konfrontiert sind, versuchen Sie *Diese Drei Dinge.*

1. Halten Sie an einer Routine fest.
   Essen Sie zur gleichen Zeit zu Abend.
   Gehen Sie zur gleichen Zeit ins Bett.
2. Planen Sie das mögliche Eintreten dieser Situation – seien Sie proaktiv, nicht reaktiv.
   Können Sie sein/ihr Verhaltensmuster identifizieren?
   Wann ist der nächste Vollmond?
3. Seien Sie sich der Umgebung bewusst.
   Dimmen Sie die Lichter.
   Drehen Sie die Lautstärke des Fernsehers/Musik herunter.
   Sprechen Sie leise.

Wenn Sie vor der Herausforderung stehen, dass der an Demenz erkrankte Mensch sensibel auf den Vollmond reagiert, versuchen Sie *Diese Drei Dinge.*

1. Erkundigen Sie sich, wann der nächste Vollmond ist.
2. Verfolgen Sie das Verhalten während der Vollmondphasen.
3. Bereiten Sie sich im Voraus auf ungewöhnliches Verhalten vor.
   Halten Sie Routinen und Zeitpläne ein.
   Begrenzen Sie die Stimulation.

Wenn Sie damit umgehen müssen, dass der an Demenz erkrankte Mensch *spuckt*, versuchen Sie *Diese Drei Dinge.*

1. Reichen Sie der Person einen Becher oder ein Tuch zum Hineinspucken.
2. Geben Sie der Person etwas zum In-den-Mund-nehmen.
   Lutscher
   Kaugummi
   Bonbon
3. Fragen Sie sich, ob das ein Versuch ist, um etwas kommunizieren zu wollen.
   Frustration
   Schmerz
   Krankheit

Wenn Sie versuchen, mit einer *Hyperoralität* umzugehen, versuchen Sie *Diese Drei Dinge.*

1. Bieten Sie eine Auswahl an Essen, das keine Gefahr darstellt.
2. Entfernen Sie Gegenstände aus der Umgebung, die mit Essen verwechselt werden oder eine Erstickungsgefahr darstellen könnten, wie zum Beispiel:
   Pokerchips
   Münzen
   Künstliches Obst
   Styropor

3. Verwenden Sie das Spiegelbildprinzip und machen Sie dem betroffenen Menschen vor, den Mund zu öffnen.

Wenn Sie vor der Herausforderung des *Skin Picking oder Kratzens an der Haut* stehen, versuchen Sie *Diese Drei Dinge.*

1. Geben Sie etwas zum Festhalten.
   Stressball
   Decke
   Buch
2. Kleiden Sie die betroffene Person in langärmelige Kleidung, lange Hosen oder ziehen Sie ihr Baumwollhandschuhe an.
3. Achten Sie auf Hygiene- und Pflegemaßnahmen.
   Halten Sie die Nägel kurz.
   Tragen Sie eine Lotion auf, um die Haut zu befeuchten.

Wenn der an Demenz erkrankte Mensch *nicht ins Auto einsteigen will,* versuchen Sie *Diese Drei Dinge.*

1. Spielen Sie Musik aus der Jugend der Person und schwelgen Sie in Erinnerungen.
2. Holen Sie sich Hilfe von jemand anderem.
3. Verwenden Sie eine therapeutische Wahrheit
   „Wir treffen Ihren Enkel."
   „Wir dürfen nicht zu spät kommen."
   „Ich kann nicht alleine gehen."

Wenn der an Demenz erkrankte Mensch *nicht aus dem Auto aussteigen möchte,* versuchen Sie *Diese Drei Dinge.*

1. Fahren Sie um den Block und versuchen Sie es erneut.
2. Holen Sie sich Hilfe von jemand anderem.
3. Verwenden Sie eine therapeutische Wahrheit
   „Ihre Tochter wartet drinnen!"
   „Wir gehen zu einer Party!"
   „Wir dürfen nicht zu spät kommen."
   „Ein anderes Auto ist hinter uns."

Wenn der an Demenz erkrankte Mensch *etwas nimmt, das ihm nicht gehört,* versuchen Sie *Diese Drei Dinge.*

1. Fragen Sie sich: „Wen stört es?"
2. Bieten Sie einen Tausch an und betonen Sie, dass das, was Sie anbieten, besser ist.
   Wenn die demenzkranke Person Ihre Brieftasche nimmt, bieten Sie ihr eine Handtasche an.
   Wenn die demenzkranke Person Ihr Wasserglas nimmt, bieten Sie ihr ein frisches Glas an.
3. Lenken Sie die Aufmerksamkeit ab und entfernen Sie den Gegenstand.

Wenn die demenzkranke Person *denkt, dass etwas ihr gehört, was aber nicht ihr gehört*, versuchen Sie *Diese Drei Dinge*.
1. Streiten Sie nicht.
2. Lenken Sie sie ab, indem Sie ihr etwas anderes geben.
   Ändern Sie das Gesprächsthema.
   Bieten Sie einen Tausch an.
3. Lassen Sie sich auf die Realität der Person ein. Sie werden schließlich weitergehen und den Gegenstand zurücklassen.

Pflege

Wenn Sie Schwierigkeiten haben, *zu akzeptieren, dass Ihr Angehöriger diese Krankheit hat*, versuchen Sie *Diese Drei Dinge*.
1. Bilden Sie sich weiter.
2. Erlauben Sie sich zu trauern.
3. Suchen Sie bei Bedarf zusätzliche Unterstützung.
   Beratung
   Eine Pflegegruppe

Wenn Sie vor der Herausforderung stehen, von Ihrem Gegenüber *nicht erkannt zu werden*, versuchen Sie *Diese Drei Dinge*.
1. Treten Sie in die Realität des Gegenübers ein – für wen auch immer sie gehalten werden, seien Sie es!
2. Verlassen Sie den Raum und betreten Sie ihn erneut.
3. Vermeiden Sie es, die betroffene Person auszufragen und stellen Sie sich vor.

Wenn Sie *sich schuldig fühlen, weil Sie sich Zeit für sich selbst nehmen*, versuchen Sie *Diese Drei Dinge*.
1. Sprechen Sie über Ihre Gefühle – in einer Selbsthilfegruppe, mit einem Freund, Geistlichen oder Therapeuten.
2. Stoppen Sie negative Selbstgespräche, indem Sie drei positive Seiten an sich selbst/an Ihrer Situation benennen.
3. Nehmen Sie sich Zeit, um über die Ziele und Erwartungen nachzudenken, die Sie für sich selbst haben. Sind sie realistisch? Wie können Sie sie anpassen, um sie erfolgreich zu erreichen?

Wenn Sie *das Gefühl haben, die Kontrolle über die Situation zu verlieren*, versuchen Sie *Diese Drei Dinge*.
1. Machen Sie eine Pause und nehmen Sie zehn langsame, tiefe Atemzüge. Machen Sie sich klar, dass Sie das Beste tun, was Sie tun können.
2. Spielen Sie Ihr Lieblingslied und singen Sie laut mit.
3. Setzen Sie sich hin und trinken Sie eine Tasse Kaffee oder Tee.

Wenn Sie versuchen, *den durch die Betreuung anhaltenden Stress zu bewältigen*, versuchen Sie *Diese Drei Dinge*.

1. Erkennen Sie zunächst die Situation an. Es ist in Ordnung, sich gestresst zu fühlen. Genau wie Ihr Angehöriger sich das nicht ausgesucht hat, haben Sie das auch nicht.
2. Finden Sie Dinge, die Sie glücklich machen.
   Hören Sie Musik.
   Essen Sie etwas Leckeres.
   Kaufen Sie sich Blumen.
   Treffen Sie sich mit einem Freund.
3. Bewahren Sie Ihre eigenen gesunden Gewohnheiten.
   Bewegung.
   Gesunde Mahlzeiten essen.
   Genug Schlaf bekommen.

Wenn Sie *krank sind*, versuchen Sie *Diese Drei Dinge*.

1. Bitten Sie andere um Hilfe. Das ist in Ordnung!
2. Halten Sie so viel wie möglich an Routinen fest.
3. Bieten Sie Aktivitäten an, wie:
   Fidget-Box
   Kreuzworträtsel
   Handtücher falten

Wenn Sie *von der zu betreuenden Person entfernt sein müssen, um etwas zu erledigen,* versuchen Sie *Diese Drei Dinge*.

1. Bereiten Sie die Person, die sich an Ihrer Stelle um sie kümmert, vor und informieren Sie sie insbesondere über die täglichen Routinen und das Risiko des Weglaufens.
2. Versuchen Sie, jemanden zu finden, der zu Ihnen nach Hause kommt, anstatt dass die zu Betreuende Person woanders hingehen muss.
3. Geben Sie der geliebten Person kurzfristig Bescheid über die bevorstehende Trennung, um Angst und auffälliges Verhalten zu minimieren.

Wenn Sie vor der Herausforderung stehen, *jungen Kindern Demenz erklären zu müssen,* versuchen Sie *Diese Drei Dinge*.

1. Verwenden Sie Worte, die Kinder verstehen können.
2. Kaufen Sie ein kindgerechtes Buch über Demenz.
3. Versichern Sie den Kindern, dass die Liebe bleibt
   Auch wenn die Person sich nicht an uns erinnert, erinnern wir uns noch an sie.
   Die Person wird okay sein.

Wenn sich *Familienmitglieder nicht über die Pflege einig sind,* versuchen Sie *Diese Drei Dinge*.

Veränderung 47

1. Denken Sie daran, dass Sie zwar alle unterschiedlich sind, aber alle aus demselben Grund da sind.
2. Gestalten Sie die Kommunikation offen und legen Sie Kommunikationsregeln fest, wie
Keine erhobenen Stimmen
Keine Beleidigungen
Vermeiden einer Triangulation (Kommunikation durch Einbeziehung Dritter)
3. Finden Sie eine neutrale Partei oder einen Fachmann, um die Diskussion zu mediieren.

Wenn Sie *Hilfe von anderen annehmen müssen,* versuchen Sie *Diese Drei Dinge.*

1. Denken Sie daran, dass Sie ein Mensch sind und nicht alles alleine schaffen können.
2. Vertrauen Sie darauf, dass die Menschen Ihnen helfen wollen.
3. Äußern Sie klar, wenn Sie um Hilfe bitten oder Hilfe annehmen wollen.

Wenn Sie vor der Herausforderung stehen, *staatliche Hilfe in Anspruch nehmen zu müssen,* versuchen Sie *Diese Drei Dinge.*

1. Rufen Sie das zuständige Amt Ihres Landkreises an.
2. Kontaktieren Sie die lokale Alzheimer-Gesellschaft (oder andere krankheitsspezifische Organisationen).
3. Sprechen Sie mit den Menschen um Sie herum – Nachbarn, Freunde, medizinisches Team.

Veränderungen

Wenn Sie vor *Veränderungen* stehen, versuchen Sie *Diese Drei Dinge.*

1. Informieren Sie die Person mit Demenz nicht zu weit im Voraus über die bevorstehende Veränderung.
2. Bieten Sie emotionale Unterstützung an.
Vermitteln Sie Ruhe.
Seien Sie geduldig.
3. Lassen Sie der an Demenz erkrankten Person Zeit und Raum, um sich an die Veränderung anzupassen.

Wenn ein *Jahreszeitenwechsel* bevorsteht, versuchen Sie *Diese Drei Dinge.*

1. Halten Sie die Routine des an Demenz erkrankten Menschen bei.
2. Seien Sie sich des erhöhten Risikos für besonderes Verhalten bewusst.
3. Unterbinden Sie den Zugang zur saisonalen Kleidung, Schuhen und Oberbekleidung.
Nehmen Sie den Wintermantel im Frühling aus dem Schrank.
Entfernen Sie im Herbst kurzärmelige Hemden aus der Kommode.

Wenn Sie vor der Herausforderung der Umstellung auf die *Sommerzeit oder Winterzeit* stehen, versuchen Sie *Diese Drei Dinge.*

1. Beginnen Sie, die Schlafenszeit eine Woche vor der Zeitumstellung um 15 Minuten vor- oder zurückzustellen.
2. Seien Sie sich des erhöhten Risikos für besonderes Verhalten bewusst.
3. Halten Sie die Routine des Menschen mit Demenz bei.

Wenn Sie vor einem *Umzug in eine neue Wohnumgebung* stehen, versuchen Sie *Diese Drei Dinge.*

1. Richten Sie die Räume so ein, wie sie vorher waren.
2. Halten Sie die ursprüngliche Routine bei, da bei Veränderungen verstärkt schwierige Verhaltensweisen entfachen können.
3. Seien Sie sich bewusst, dass sich das Risiko für besonderes Verhalten und Weglauftendenzen verstärken kann.

Wenn Sie den *Übergang von einer Aktivität zur nächsten* bewältigen müssen, versuchen Sie *Diese Drei Dinge.*

1. Bieten Sie eine Ablenkung an.
   Läuten Sie die Türklingel.
   Lassen Sie jemanden den Namen des an Demenz erkrankten Menschen aus einem anderen Raum rufen.
2. Verlassen Sie den Raum und kehren Sie ein paar Minuten später zurück, um es erneut zu versuchen.
3. Fragen Sie sich, ob die Aktivität in diesem Moment notwendig ist.

Wenn Sie vor der Herausforderung stehen, *einen Raum verlassen und in einen anderen gehen zu müssen*, versuchen Sie *Diese Drei Dinge.*

1. Bieten Sie eine Ablenkung an.
   Läuten Sie die Türklingel.
   Beginnen Sie zu singen.
   Schalten Sie den Fernseher oder die Musik in einem anderen Raum ein.
2. Verwenden Sie eine einfache Aussage.
   „Komm, hilf mir."
   „Komm mit mir."
3. Lassen Sie jemand anderen es versuchen.

Wenn Sie vor der Herausforderung stehen, dass *ein geliebter Mensch stirbt*, versuchen Sie *Diese Drei Dinge.*

1. Entscheiden Sie, ob es notwendig ist, dass die an Demenz erkrankte Person es weiß.
2. Korrigieren Sie die an Demenz erkrankte Person nicht, wenn diese über die Person spricht, als ob sie noch am Leben wäre.
3. Akzeptieren Sie den individuellen Weg der Trauer und dass der Trauerprozess aufgrund der Demenz anders verlaufen kann, als man erwarten würde.

Medizinische Themen

Wenn Sie vor der Frage stehen „*Was ist mit mir los?*", versuchen Sie *Diese Drei Dinge*.

1. Seien Sie ehrlich.
   „Sie haben eine medizinische Diagnose."
   „Wir werden mit dem Arzt sprechen."
   „Ich kümmere mich um Sie."
2. Konzentrieren Sie sich auf die positiven Eigenschaften der Person.
3. Wenn die Frage wiederholt gestellt wird, ändern Sie Ihren Ansatz.
   Lenken Sie die Aufmerksamkeit auf eine Aktivität.
   Sprechen Sie über ein anderes Thema.
   Nutzen Sie Humor – „Ich weiß, was los ist. Wir sind A-L-T."

Wenn die an Demenz erkrankte Person versucht, *ihre Traurigkeit oder Depression* zu bewältigen, versuchen Sie *Diese Drei Dinge*.

1. Stehen Sie der Person bei.
   Bieten Sie verbal Sicherheit an.
   Umarmen Sie die Person oder halten Sie ihre Hand.
   Sitzen Sie bei ihr.
2. Konsultieren Sie den behandelnden Arzt – eine Depression ist behandelbar.
3. Ermutigen Sie dazu, herauszugehen, an das natürliche Licht, oder nutzen Sie Lichtquellen.
   Gehen Sie nach draußen, auch nur für ein paar Minuten.
   Öffnen Sie die Vorhänge.

Wenn die an Demenz erkrankte Person *ihre Medikamente nicht einnehmen will*, versuchen Sie *Diese Drei Dinge*.

1. Reichen Sie sie ihnen, fragen Sie nicht vorher.
2. Spiegeln Sie die Handlung, indem Sie so tun, als würden Sie die Pillen zusammen einnehmen.
3. Konsultieren Sie den behandelnden Hausarzt.
   Kann das Medikament in einer anderen Form verabreicht werden?
   Kann die Anzahl der Pillen reduziert werden?

Wenn *die an Demenz erkrankte Person krank* ist, versuchen Sie *Diese Drei Dinge*.

1. Bieten Sie die Sicherheit an, dass die Person trotzdem in Ordnung ist.
2. Seien Sie sich einer erhöhten Verwirrung und/oder auffälligen Verhaltensweisen bewusst.
3. Halten Sie Utensilien wie Taschentücher, Flüssigkeiten und einen Eimer in Sichtweite.

Wenn die an Demenz erkrankte Person *eine Harnwegsinfektion* hat, versuchen Sie *Diese Drei Dinge*.

1. Seien Sie sich bewusst, dass es schnell zu einer
   erhöhten Verwirrung,
   ungewöhnlichen Verhaltensweisen und
   Unsicherheit kommen kann.
2. Erhöhen Sie die Flüssigkeitszufuhr.
3. Seien Sie auf eine erhöhte Inkontinenz vorbereitet.

Wenn die an Demenz erkrankte Person vermutlich *Schmerzen hat, das aber nicht kommunizieren kann*, versuchen Sie *Diese Drei Dinge*.

1. Fragen Sie sich, ob etwas anderes dahinterstecken könnte.
   Sind Kleidung/Socken/Schuhe zu eng?
   Gibt es raue Kleidungsetiketten?
   Gibt es kleinere Schnitte oder einen Ausschlag?
2. Geben Sie in einem angemessenen Rahmen Medikamente.
   Frei verkäufliche Medikamente
   Verschriebene Medikamente
   Halten Sie ggf. mit dem Arzt Rücksprache.
3. Denken Sie daran, dass Schmerzen, die bereits vorhanden waren, auch nach einer Demenzdiagnose bestehen bleiben werden.

Wenn Sie *Termine wahrnehmen müssen,* versuchen Sie *Diese Drei Dinge.*

1. Planen Sie Termine zu einer Zeit, die in die Routine der an Demenz erkrankten Person am besten passt.
   Ist die Person eher ein Morgenmensch?
   Schläft sie gerne länger?
   Ist sie gegen Ende der Woche müder?
   Sind in dieser Woche bereits zwei Termine geplant?
2. Kündigen Sie den Termin vorher nicht an
3. Informieren Sie das Personal in der Praxis über die Demenzdiagnose.

Wenn ein *Zahnarzttermin* wahrgenommen werden muss, versuchen Sie *Diese Drei Dinge*.

1. Fragen Sie den Zahnarzt, ob der Termin wirklich notwendig ist.
   Wie war die bisherige Gewohnheit?
   Braucht die an Demenz erkrankte Person wirklich die vollständige Untersuchung oder nur eine Reinigung?
   Was ist der beste Behandlungsplan für die Person?
2. Sorgen Sie für eine regelmäßige Mundpflege.
3. Bieten Sie eine zusätzliche Unterstützung an.
   Sitzen Sie während der Behandlung bei der Person.
   Geben Sie ihr etwas zum Festhalten.

Wenn ein *Termin beim Podologen* ansteht, versuchen Sie *Diese Drei Dinge.*

1. Konsultieren Sie den Podologen. Wie oft ist die Behandlung notwendig?
2. Geben Sie der an Demenz erkrankten Person während des Termins etwas zum Festhalten.
3. Sorgen Sie dafür, dass die Fußpflege regelmäßig stattfindet.

Ernährung

Wenn Sie auf den Flüssigkeitshaushalt der an Demenz erkrankten Person achten müssen, versuchen Sie *Diese Drei Dinge*.
1. Verwenden Sie das Spiegelbildprinzip und trinken Sie gemeinsam mit der Person. Prost!
2. Bieten Sie flüssigkeitsreiche Alternativen zu Wasser an.
   Eis am Stiel
   Wackelpudding
   Wasserhaltige Früchte, wie Wassermelone
   Suppen
3. Reichen Sie der Person das Glas an.
   Fragen Sie nicht, ob sie es will.
   „Hier ist Ihr Getränk."

Wenn die an Demenz erkrankte Person *Nahrung zu sich nehmen* soll, versuchen Sie *Diese Drei Dinge*.
1. Verwenden Sie das Spiegelbildprinzip.
   Setzen Sie sich gegenüber der Person an den Tisch.
   Sie wird sehen können, wie Sie essen und Ihre Handlungen spiegeln.
2. Gestalten Sie den Teller übersichtlich.
   Legen Sie ein oder zwei Lebensmittel auf den Teller.
   Verwenden Sie einen kleineren Teller.
3. Verwenden Sie einen hellen, einfarbigen (z. B. roten) Teller, um einen Kontrast zwischen dem Essen und dem Teller zu schaffen.

Wenn die an Demenz erkrankte Person *vergessen hat, dass sie bereits etwas gegessen hat,* versuchen Sie *Diese Drei Dinge*.
1. Bieten Sie einen kleinen Snack oder ein Glas Wasser an.
2. Lenken Sie mit einer anderen Aktivität vom Essen ab.
3. Wechseln Sie die Umgebung und gehen Sie gemeinsam mit der an Demenz erkrankten Person in einen anderen Raum.

Wenn *Lebensmittel gehortet werden*, versuchen Sie *Diese Drei Dinge*.
1. Entfernen Sie die Lebensmittel. Sorgen Sie dafür, dass jemand die an Demenz erkrankte Person ablenkt, während Sie das Essen entsorgen.

2. Setzen Sie therapeutische Wahrheiten ein.
   „Wir können das Essen spenden!"
   „Es gibt eine Lebensmittelsammlung."
3. Regulieren Sie, was eingekauft und gelagert wird.
   Bringen Sie nur kleine Mengen an Lebensmitteln mit.
   Wählen Sie Lebensmittel mit langer Haltbarkeit.

Wenn *Lebensmittel in der Wangentasche aufbewahrt werden (Food Pockening)*, versuchen Sie *Diese Drei Dinge*.

1. Geben Sie eine schrittweise Anweisung zum Schlucken
   „Kauen Sie weiter."
   „Schlucken Sie Ihr Essen."
   Demonstrieren Sie das Schlucken.
2. Seien Sie mit Servietten darauf vorbereitet, unerwünschte Lebensmittel zu entsorgen.
3. Bieten Sie zu jedem Bissen Flüssigkeiten zum besseren Schlucken an.
   Wenn dieses Verhalten anhalten sollte, wenden Sie sich an den behandelnden Hausarzt.

Sicherheit

Wenn eine erhöhte *Weglauftendenz* vorliegt, versuchen Sie *Diese Drei Dinge*.

1. Sorgen Sie für eine Aufsicht, die sich des Verhaltens, nach Ausgängen oder -wegen zu suchen, bewusst ist.
2. Sorgen Sie für Ablenkungen.
   Hängen Sie ein Stoppschild an die Rückseite der Tür.
   Legen Sie eine schwarze Matte vor die Tür.
   Stellen Sie eine Kiste oder einen Tisch mit Fidget-Spielzeug neben die Tür.
3. Seien Sie aufmerksam für Veränderungen in der Routine/Umwelt.
   Besuch der Familie
   Neues Pflegepersonal
   Umzug in ein neues Zuhause oder Zimmer

Wenn die Person mit Demenz *verschwunden* ist, versuchen Sie *Diese Drei Dinge*.

1. Zeit ist von entscheidender Bedeutung!
   Rufen Sie den Namen der Person.
   Führen Sie eine gründliche Suche im Haus und im Garten durch, einschließlich der Schränke, des Kellers und Schuppens.
2. Rufen Sie die Polizei/den Notruf 112 an.
3. Halten Sie ein aktuelles Bild der Person auf Ihrem Handy bereit.

Wenn das *Rauchen* zur Gefahr geworden ist, versuchen Sie *Diese Drei Dinge*.

Sicherheit

1. Entfernen Sie Zigaretten, Aschenbecher und andere rauchbezogene Gegenstände aus der Umgebung der an Demenz erkrankten Person.
2. Konsultieren Sie den behandelnden Arzt, ob es die Möglichkeit eines Nikotinersatzes (Pflaster, Kaugummi) gibt.
3. Kontrollieren Sie, ob Sicherheitsmaßnahmen vorhanden sind.
Sprühen Sie Feuerschutzmittel auf Möbel, Bettwäsche und andere Bereiche.
Stellen Sie sicher, dass der Feueralarm/die Rauchmelder ordnungsgemäß funktionieren.

Wenn *in einer unangemessenen/Nichtraucherumgebung trotzdem geraucht wird*, versuchen Sie *Diese Drei Dinge*.

1. Bieten Sie etwas zum Festhalten und/oder in den Mund nehmen an, wie einen Lutscher oder einen Strohhalm.
2. Bieten Sie ein Getränk an.
3. Konzentrieren Sie sich auf die Emotion. „Ich weiß, das stinkt. Das ist so schwer."

Wenn *Kochen unsicher geworden ist*, versuchen Sie *Diese Drei Dinge*.

1. Entfernen Sie die Drehknöpfe am Herd und/oder deaktivieren Sie den Herd.
2. Bieten Sie Fingerfood oder Lebensmittel an, die nicht gekocht werden müssen.
3. Kochen Sie gemeinsam mit der Person.

Wenn das *Autofahren unsicher geworden ist*, versuchen Sie *Diese Drei Dinge*.

1. Entfernen Sie die Autoschlüssel aus dem Haus und/oder sorgen Sie dafür, dass das Auto nicht fahren kann.
2. Geben Sie jemandem anderem die Schuld, zum Beispiel dem Arzt oder einem Verwandten, der nicht in der Stadt ist.
3. Ermöglichen Sie trotzdem das, was die an Demenz erkrankte Person benötigt.
Fahren Sie regelmäßig zum Geschäft oder lassen Sie Lebensmittel liefern.
Genießen Sie eine gemeinsame Nachmittagsfahrt.

Wenn eine *Sturzgefahr* besteht, versuchen Sie *Diese Drei Dinge*.

1. Halten Sie die Wege im Haus frei.
Entfernen Sie lose Teppiche.
Sichern Sie Kabel.
2. Sorgen Sie für ein sicheres Schuhwerk.
Vermeiden Sie Slipper und hohe Absätze.
Tragen Sie stabile Tennisschuhe.
3. Melden Sie Stürze dem behandelnden Arzt zur Überprüfung der Medikation.

Wenn Sie *die Nutzung ambulanter Hilfsmitteln* erproben, versuchen Sie *Diese Drei Dinge*.

1. Ermutigen Sie zur Nutzung des Geräts.
„Hier ist Ihre neue Gehhilfe!"
Vermeiden Sie Quizfragen wie „Vergessen Sie nicht etwas?"
Halten Sie das Gerät so, dass der an Demenz erkrankte Patient es sehen kann.

2. Dekorieren/Personalisieren Sie das Gerät mit dem Namen der Person und Farben/Gegenständen, die die Person mag.
3. Nutzen Sie das Wiederholungsprinzip und platzieren Sie Notizen an Orten, wo die Person normalerweise sitzt, an der Tür oder am Gerät selbst.
„Nimm mich mit!"
„Ärztliche Anordnung. Bitte benutzen."
„Vergessen Sie nicht Ihre Gehhilfe."

Wenn die Verwaltung von *Finanzen* zum Problem geworden ist, versuchen Sie *Diese Drei Dinge.*

1. Beschränken Sie den Zugriff auf das Geld.
Entfernen Sie das Scheckbuch.
Kündigen Sie Kreditkarten oder reduzieren Sie den verfügbaren Kreditrahmen.
2. Richten Sie für Rechnungen eine Direktzahlung ein oder lassen Sie die Rechnungen an sich selbst weiterleiten.
3. Geben Sie der Person eine kleine Menge Bargeld in kleinen Scheinen.

Wenn Sie das Zuhause *sicher* vor *Chemikalien schützen müssen,* versuchen Sie *Diese Drei Dinge.*

1. Bringen Sie eine Warnung auf den Flaschen an und schließen Sie diese weg.
2. Kaufen Sie natürliche Reinigungsprodukte.
3. Füllen Sie eine Sprühflasche mit Wasser.

Wenn die an Demenz erkrankte Person *wiederholt den Notruf 110 gewählt hat,* versuchen Sie *Diese Drei Dinge.*

1. Nutzen Sie das Wiederholungsprinzip mit Notizzetteln:
„Rufen Sie zuerst Ihre Familie an unter 0211/123456."
„Sie sind sicher."
2. Rufen Sie regelmäßig selbst die betroffene Person an und versichern Sie ihr, dass sie sicher ist.
3. Besorgen Sie ein ERS (Emergency Response Services, Notfallservice) (überlegen Sie, ob Sie der erste Kontakt sein sollten, anstatt sofort die 110 zu alarmieren).

Wenn *die Pflege eines Haustiers* schwierig geworden ist, versuchen Sie *Diese Drei Dinge.*

1. Probieren Sie automatische Hilfsmittel für die Tierpflege aus.
Automatischer Futterautomat.
Selbstreinigende Katzentoilette.
2. Nutzen Sie eine therapeutische Wahrheit.
„Haustiere sind hier nicht erlaubt."
„Ich bin allergisch gegen Hunde."
3. Nutzen Sie ein elektronisches oder ausgestopftes Tier.

Wenn *das Thermostat unnötig* verstellt wird, versuchen Sie *Diese Drei Dinge.*

1. Bringen Sie es außer Sichtweite oder tarnen Sie es, indem Sie es mit einem Kunststoffdeckel,
   Bild,
   Wandbehang überdecken.
2. Erwägen Sie den Wechsel zu einem digitalen Thermostat.
3. Überprüfen Sie die Kleidung der an Demenz erkrankten Person – Ist diese zu dick oder zu dünn?

Schlaf

Wenn die an Demenz erkrankte Person *zu früh ins Bett gehen will*, versuchen Sie *Diese Drei Dinge*.

1. Erhöhen Sie die körperliche Aktivität.
   Gehen Sie spazieren.
   Stehen Sie auf und tanzen Sie.
   Machen Sie Übungen im Sitzen.
2. Sorgen Sie für einen Umgebungswechsel.
3. Lassen Sie so lange wie möglich das Licht an, bis es Schlafenszeit ist.

Wenn die an Demenz erkrankte Person *nicht durchschlafen kann*, versuchen Sie *Diese Drei Dinge*.

1. Halten Sie gesunde Schlafgewohnheiten ein.
   Tragen Sie nur nachts Schlafanzüge.
   Nutzen Sie das Bett nur zum Schlafen.
   Gehen Sie zur gleichen Zeit ins Bett und stehen Sie zur gleichen Zeit auf.
   Stellen Sie sicher, dass alle Bedürfnisse erfüllt sind. Kann das Badezimmer problemlos genutzt werden? Braucht es vielleicht ein kleines Nachtlicht für die Sicherheit? Vielleicht ist ein kleiner Snack vor dem Schlafengehen sinnvoll?
2. Begrenzen Sie die Flüssigkeitszufuhr 4 Stunden vor dem Schlafengehen.
3. Besprechen Sie anhaltende Schlafprobleme mit dem behandelnden Arzt, da auch Medikamente als eine Nebenwirkung den Schlaf beeinflussen können.

Wenn die an Demenz erkrankte Person *Tage und Nächte durcheinander bringt*, versuchen Sie *Diese Drei Dinge*.

1. Während des Tages.
   Bleiben Sie bei einer festen Tagesroutine.
   Vermeiden Sie kleine Schlafpausen zwischendurch.
   Halten Sie die Person aktiv und engagiert.
   Vermeiden Sie Koffein nach der Mittagszeit.
2. Lassen Sie so lange wie möglich das Licht an, bis es Schlafenszeit ist.
3. Achten Sie auch gesunde Schlafgewohnheiten (s. o.).

Wenn Sie vor der Herausforderung stehen, *die Sicherheit Ihres Angehörigen zu gewährleisten, während Sie selbst schlafen*, versuchen Sie *Diese Drei Dinge*.

1. Verwenden Sie ein Babyfon, damit Sie hören können, wenn mit der an Demenz erkrankten Person etwas sein sollte.
2. Installieren Sie eine Türklingel an der Schlafzimmertür und/oder der Haustür.
3. Seien Sie offen dafür, jemanden anderen zu bitten, die an Demenz erkrankte Person zu beaufsichtigen, damit Sie einen erholsamen Schlaf bekommen können.

Soziales Leben

Wenn die an Demenz erkrankte Person *zum Friseur gehen muss*, versuchen Sie *Diese Drei Dinge*.

1. Informieren Sie den Friseur im Voraus über die Demenz.
2. Können Anpassungen vorgenommen werden?
Kann der Friseur zum Haus kommen?
Vereinbaren Sie den Termin zu einer Zeit, in der es möglichst ruhig ist.
Bitten Sie den Friseur, die Möglichkeiten einzugrenzen.
3. Lesen Sie die Körpersprache.
Das Spiegelbildprinzip kann positive Anregungen bieten (den Prozess beobachten, ein Gespräch mit der Person führen, die sie sehen).
Wenn das Spiegelbild beunruhigend wird (die Person, die sie sehen, nicht erkennen), drehen Sie sie weg.
Seien Sie sich bewusst, dass der Föhn für die betroffene Person beängstigend sein kann.

Wenn *ein besonderes Ereignis besucht* wird, versuchen Sie *Diese Drei Dinge*.

1. Planen Sie das Event – seien Sie proaktiv, nicht reaktiv.
Passen Sie die Zeit nach Bedarf an.
Überprüfen Sie im Voraus den Veranstaltungsort – Parkmöglichkeiten, Sitzordnung etc.
Informieren Sie den Gastgeber/die Gastgeberin über die Demenzdiagnose, wenn das angemessen erscheint.
2. Nehmen Sie einen Wohlfühlgegenstand mit (Kissen, Bilderbuch, Decke).
3. Lassen Sie die an Demenz erkrankte Person nicht alleine.
Begleiten Sie sie zur Toilette.
Gehen Sie mit ihr an das Buffet.

Wenn *Feiertagsfeiern* organisiert werden müssen, versuchen Sie *Diese Drei Dinge*.

1. Halten Sie die Dekorationen einfach und sicher.
Vermeiden Sie blinkende Lichter.
Minimieren Sie Dekorationen.

Vermeiden Sie es, Möbel umzustellen.
2. Achten Sie auf Anzeichen einer Überstimulation.
Unruhe
Agitation
Angst
3. Halten Sie so viel wie möglich an Routinen fest.

Wenn *Besuch* kommt, versuchen Sie *Diese Drei Dinge.*
1. Planen Sie den Besuch.
Wählen Sie eine gute Tageszeit.
Planen Sie eine einfache Aktivität.
Stellen Sie sicher, dass grundlegende Bedürfnisse erfüllt sind.
2. Bereiten Sie den Besuch durch Aufklärung vor.
Informieren Sie den Besuch darüber, was ihn erwartet.
Geben Sie ihm Tipps für Gespräche.
3. Begrenzen Sie die Länge des Besuchs.

Wenn die an Demenz erkrankte Person in einer *Einrichtung lebt und Sie sie dort besuchen möchten*, versuchen Sie *Diese Drei Dinge.*
1. Wählen Sie eine gute Tageszeit.
Überprüfen Sie den Aktivitätskalender der Einrichtung.
Begrenzen Sie die Länge des Besuchs.
2. Wählen Sie einen ruhigen Bereich innerhalb der Einrichtung.
3. Bringen Sie etwas Leckeres oder einen Wohlfühlgegenstand mit.

Wenn *der Besuch spontan und nicht sinnvoll verläuft*, versuchen Sie *Diese Drei Dinge.*
1. Seien Sie realistisch, erwarten Sie nicht zu viel und bedenken Sie, dass die Person mit Demenz eine Krankheit hat.
2. Gehen Sie mit einer vorbereiteten Aktivität in den Besuch.
3. Es ist in Ordnung, den Besuch früher zu beenden als erwartet.

Wenn Sie vor der Herausforderung stehen, die *Einrichtung nach einem Besuch wieder zu verlassen*, versuchen Sie *Diese Drei Dinge.*
1. Planen Sie Ihren Besuch um die Essenszeit, damit Sie die an Demenz erkrankte Person zum Speisesaal begleiten und sie zum Essen vorbereiten können.
2. Verwenden Sie eine therapeutische Wahrheit.
„Ich muss etwas überprüfen."
„Ich muss auf die Toilette."
„Ich komme gleich wieder."
3. Benachrichtigen Sie das Personal, dass Sie die Einrichtung verlassen und bitten Sie sie um Hilfe.

Toilettennutzung

Wenn Sie vor der Herausforderung stehen, dass der an Demenz erkrankte Mensch nicht mehr sagen kann, dass er auf die Toilette muss, versuchen Sie *Diese Drei Dinge.*

1. Achten Sie auf nonverbale Hinweise.
   Entfernen von oder Ziehen an der Kleidung
   Unruhiges Verhalten
   Umherwandern im Haus
2. Platzieren Sie ein Schild/Bild der Toilette an der Badezimmertür.
3. Halten Sie eine Routine/einen Zeitplan ein, der die Nutzung der Toilette alle 2 Stunden vorsieht.

Wenn die an Demenz erkrankte Person die Toilette *nicht benutzen will*, versuchen Sie *Diese Drei Dinge.*

1. Erstellen Sie einen Zeitplan, der die Nutzung der Toilette alle 2 Stunden vorsieht.
2. Verwenden Sie eine therapeutische Wahrheit.
   „Wir haben einen Termin."
   „Ein Gast kommt!"
3. Machen Sie eine einfache Aussage.
   „Kommen Sie mit mir."
   „Lassen Sie uns zur Toilette gehen."

Wenn Inkontinenzprodukte *nicht gewechselt werden können,* versuchen Sie *Diese Drei Dinge.*

1. Stellen Sie sicher, dass alle benötigten Materialien in Reichweite sind, bevor Sie ins Badezimmer gehen.
2. Bieten Sie eine Ablenkung an.
   Bitten Sie die an Demenz erkrankte Person, etwas festzuhalten.
3. Singen oder summen Sie ein bekanntes Lied.

Wenn im Haus *unangemessen uriniert wird,* versuchen Sie *Diese Drei Dinge.*

1. Verwenden Sie das Prinzip der Wiederholung.
   Platzieren Sie ein Schild an der Badezimmertür.
   Platzieren Sie ein Bild einer Toilette an der Badezimmertür.
2. Folgen Sie einem Toilettengangzeitplan alle 2 oder 3 Stunden.
3. Entfernen Sie Gegenstände wie künstliche Bäume und Mülleimer.

Wenn *in der Öffentlichkeit uriniert wird,* versuchen Sie *Diese Drei Dinge.*

1. Bereiten Sie sich auf den Ausflug vor.
   Begrenzen Sie die Flüssigkeitsaufnahme vor dem Verlassen des Hauses.
   Stellen Sie sicher, dass die Toilette vorher noch einmal benutzt wurde, bevor sie auf den Ausflug gehen

Nehmen Sie Kleidung zum Wechseln mit.
2. Verwenden Sie Inkontinenzprodukte auf Ausflügen.
   Einwegunterhosen
   Einlagen
3. Achten Sie auf nonverbale Anzeichen dafür, dass die an Demenz erkrankte Person die Toilette benutzen muss.
   Ziehen an der Hose
   Unbehaglich aussehen
   Suchen nach etwas

Wenn Sie vor der Herausforderung stehen, _____, versuchen Sie *Diese Drei Dinge.*

1. _____
   _____
2. _____
   _____
3. _____
   _____

Kapitel 8
Sorge für Dich

Es ist durch die Forschung gut dokumentiert, dass das Betreuen eine Belastung für die Gesundheit der pflegenden Person darstellt – physisch, mental, emotional, sozial, spirituell und finanziell. Forschungen zeigen auch, dass die Pflege einer Person mit Demenz zu einer noch größeren Belastung der Gesundheit führen kann als die Betreuung von Menschen mit anderen Krankheiten [1, 2]. In der Welt der Pflege kann man sich schnell überfordert fühlen, wenn man seine Aufmerksamkeit ausschließlich auf die Bedürfnisse der Person richtet, für die man sorgt. Die eigenen Bedürfnisse stehen dabei am Ende der „To-do-Liste", was dazu führen kann, dass die eigene Gesundheit leidet.

Betreuende hören oft: „Sie sollten sich Zeit für sich selbst nehmen." „Sie müssen sich um sich selbst kümmern." „Wenn Sie sich nicht um sich selbst kümmern, wer wird sich dann um den erkrankten Menschen kümmern?" „Vergessen Sie sich nicht." Die Frage, die der Angesprochene sich hier oft stellt, ist: „Wie soll ich das machen?" In den folgenden Abschnitten geht es genau um dieses **WIE**.

Ein Mythos über Selbstpflege ist, dass damit ein großes Ereignis sein muss, das möglicherweise viel Zeit in Anspruch nimmt oder Geld kostet. Oft verbindet man Selbstpflege mit Massagen, Maniküre, Shoppingtouren und Wochenendausflüge. Diese Dinge sind selbstverständlich auch Formen der Selbstpflege; aber sie sind in der Regel nicht regelmäßig in das Leben eines Pflegers integrierbar. Die Erkenntnis, dass es nicht machbar ist, sorgt ggf. für Frustration und Resignation.

Ein anderer Ansatz ist, kleine Selbstpflegeaktionen regelmäßig ins eigene Leben zu integrieren. Forschungen haben gezeigt, dass diese Minimomente – oder Mikropraktiken, wie sie auch genannt werden – einen größeren Einfluss auf die Gesundheit haben können, als ein oder zwei GROSSE Aktivitäten pro Jahr [3, 4]. Diese Momente sind leichter und regelmäßiger zu erreichen und füllen daher den Selbstpflegetank und erhöhen so die Energie. Das hilft, die Motivation und die positive Einstellung zu erhalten. Die Motivation zur Betreuung hängt auch davon ab, dass man dazu in der Lage ist, sich um sich selbst zu kümmern.

Wenn Sie *1 Minute für die Selbstpflege* haben, versuchen Sie *Diese Drei Dinge:*

1. Nehmen Sie fünf langsame, tiefe Atemzüge.
2. Listen Sie drei Dinge auf, für die Sie in diesem Moment dankbar sind.
3. Nehmen Sie eine Power-Pose ein. Stehen Sie mit den Füßen hüftbreit auseinander. Machen Sie zwei Fäuste und legen Sie sie auf Ihre Hüften. Atmen Sie tief ein, während Sie Ihre Brust nach vorn und Ihre Schultern zurückdrücken. Heben Sie Ihr Kinn. Das mag albern erscheinen, aber Forschungen zeigen, dass diese Position den Cortisolspiegel (das Stresshormon) senkt und den Testosteronspiegel (das Hormon des Selbstvertrauens) erhöht [5]. Lassen Sie Ihren inneren Superhelden frei!

Wenn Sie *5 Minuten für die Selbstpflege* haben, versuchen Sie *Diese Drei Dinge:*

1. Legen Sie Ihr Lieblingslied auf und singen Sie laut mit oder tanzen Sie herum.
2. Führen Sie eine 5-4-3-2-1-Achtsamkeitsübung durch. Nehmen Sie ein paar tiefe Atemzüge. Schauen Sie sich um und identifizieren Sie
   (a) fünf Dinge, die Sie sehen können;
   (b) vier Dinge, die Sie berühren können;
   (c) drei Dinge, die Sie hören können;
   (d) zwei Dinge, die Sie riechen können;
   (e) eine Sache, die Sie schmecken können.
3. Holen Sie sich ein Glas Wasser und trinken Sie es langsam.

Wenn Sie *15 Minuten für die Selbstpflege* haben, versuchen Sie *Diese Drei Dinge:*

1. Machen Sie sich eine Tasse Tee oder Limonade. Setzen Sie sich hin und genießen Sie das Getränk!
2. Rufen Sie einen Freund an, nur um „Hallo" zu sagen.
3. Scrollen Sie durch soziale Medien.

Wenn Sie *30 Minuten für die Selbstfürsorge* haben und das Haus nicht verlassen können, versuchen Sie *Diese Drei Dinge*:

1. Machen Sie etwas Kreatives!
   Schreiben Sie ein Gedicht.
   Kritzeln Sie.
   Malen Sie mit Wasserfarben.
2. Lesen Sie ein Buch.
3. Lachen Sie! Schauen Sie sich lustige Videos oder eine klassische TV-Komödie oder einen Komiker an.

Wenn Sie *30 Minuten für Selbstfürsorge* haben und das Haus verlassen können, versuchen Sie *Diese Drei Dinge:*

1. Machen Sie einen Spaziergang in Ihrer Nachbarschaft.
2. Gehen Sie nach draußen. Finden Sie eine grasbewachsene Stelle, ziehen Sie Ihre Schuhe aus und stehen Sie im Gras. Schauen Sie in die Wolken. Hören Sie den Vögeln zu. Atmen Sie die frische Luft ein.
3. Gönnen Sie sich Ihren Lieblingskaffee oder eine Eistüte.

Wenn Sie *1 Stunde für die Selbstfürsorge haben und das Haus verlassen können,* versuchen Sie *Diese Drei Dinge:*
1. Gehen Sie in einen Park. Setzen Sie sich auf eine Bank und beobachten Sie die Leute. Machen Sie einen Spaziergang.
2. Gehen Sie nach draußen. Finden Sie eine grasbewachsene Stelle, ziehen Sie Ihre Schuhe aus und stehen Sie im Gras. Schauen Sie in die Wolken. Hören Sie den Vögeln zu. Atmen Sie die frische Luft ein.
3. Machen Sie mit dem Auto einen Ausflug. Hören Sie Ihre Lieblingsmusik, einen Podcast oder genießen Sie einfach die Stille.

Auch diese Vorschläge umzusetzen, kann schwierig sein. Wir wissen oft, welche gesunden Entscheidungen wir treffen können und müssen, aber wir stecken fest, wenn es darum geht, sie tatsächlich umzusetzen. Wir sitzen buchstäblich auf dem Sofa fest oder stehen in der Küche, weil wir aufgehört haben, uns zu bewegen, und jetzt so müde sind, dass wir uns nicht mehr bewegen können. Der selbst auferlegte Druck, unsere lange „To-Do"-Liste abzuarbeiten, ist zu groß. Wir sind zu überwältigt, um zu handeln. Wir wollen einfach nicht.

Wenn Sie sich *festgefahren fühlen und sich nicht motivieren können, etwas für Ihre Selbstfürsorge* zu tun, versuchen Sie *Diese Drei Dinge:*
1. **Countdown** – Ob Sie bei 10 oder 3 loslegen, zählen Sie bis GO! Sie können das Wort flüstern oder aus vollem Hals schreien. Der Vorsatz „Ich werde bei GO aufstehen." funktioniert, wenn Ihnen die Motivation fehlt.
2. **Spielen Sie ein Aufputschlied** – Legen Sie ein Lied auf, von dem Sie wissen, dass es Sie inspiriert, das Ihren Fuß zum Wippen und Ihre Hüften zum Schwingen bringt oder das Sie mitsingen können; es wird Sie mit Energie füllen. Erinnern Sie sich an Newtons Gesetz? Ein Körper in Bewegung bleibt in Bewegung. Sobald Sie sich bewegen, ist es einfacher, sich weiterzubewegen und mit einer gesunden Aktivität zu beginnen.
3. **Wiederholen Sie Ihr WARUM** – Warum tun Sie das? Warum ist dieser Moment der Selbstfürsorge wichtig? „Ich muss gesund bleiben, um mich um meine Mutter kümmern zu können." Oder „Ich muss das tun, damit mein Blutdruck niedrig bleibt." Oder „Ich mache das für meine eigene geistige Gesundheit." Was auch immer Ihr WARUM ist, sagen Sie es sich laut – mehrmals bzw. so oft, wie Sie es hören müssen. Auf diese Weise denken Sie es, sagen es und hören es. Es mag anfangs unangenehm sein, aber es wird Ihnen helfen, sich zu motivieren und in Bewegung zu setzen.

Darüber hinaus sind folgende Punkte wichtig:
1. Selbsthilfegruppen sind unglaubliche Ressourcen zum Lernen, zum Reden und um sich nicht allein zu fühlen. Selbsthilfegruppen in der Nähe findet man online.
2. Nehmen Sie Ihre eigenen Termine beim Arzt wahr. Es passiert schnell, dass man diese vernachlässigt, und bevor man es merkt, leidet die Gesundheit.

3. Achten Sie auf Ihren Alkoholkonsum. Untersuchungen zeigen, dass es ein Risiko für erhöhten Alkoholkonsum und exzessives Trinken bei Pflegekräften für Demenzkranke gibt. Alkohol mag für einen Moment den Druck nehmen, aber er ist keine langfristige Lösung. Tatsächlich kann er zu mehr Problemen und Stress führen [6].
4. Die Suche nach einer professionellen Unterstützung durch eine Beratung ist sehr gesund. Es gibt so viele Emotionen, die beim Betreuen auftreten, und keine davon ist falsch. Zwei Emotionen, die oft erlebt und die angesprochen werden müssen, sind Schuld und Wut. Es ist wichtig, diese Gefühle nicht nach innen zu kehren und zu vergraben. Eine Beratung ist kein Zeichen von Schwäche, sondern von großer Stärke.
5. Ein Wochenende oder länger wegzufahren kann die für Sie benötigte Pause sein. Vielleicht gibt es die Möglichkeit, die Person, für die Sie sorgen, bei einem vertrauenswürdigen Familienmitglied zu lassen oder eine professionelle Pflegekraft zu engagieren. Das würde Ihnen die Möglichkeit geben, sich zu entspannen und Ihre Energie aufzuladen.

Wann immer Sie die Chance dazu bekommen oder welcher Zeitrahmen auch immer möglich ist – es ist unerlässlich, dass Sie sich Zeit für sich nehmen. Es gibt keinen Ersatz für Selbstfürsorge. Und es gibt keinen Ersatz für Sie.

Literatur

1. Alzheimer's Association. 2023 Alzheimer's disease facts and figures. Alzheimers Dement. 2023;19(4):1598–695. https://doi.org/10.1002/alz.13016.
2. Hellis E, Mukaetova-Ladinska EB. Informal caregiving and Alzheimer's disease: the psychological effect. Medicina. 2023;59(1):48. https://doi.org/10.3390/medicina59010048.
3. NIH: National Institute of Mental Health. Caring for your mental health. 2024. https://www.nimh.nih.gov/health/topics/caring-for-your-mental-health#:~:text=When%20it%20comes%20to%20your,can%20have%20a%20big%20impact.
4. AARP. Daily acts of self-care easing caregiver stress. 2021. https://www.aarp.org/caregiving/life-balance/info-2021/easy-daily-self-care.html.
5. Carney DR, Cuddy AJC, Yap AJ. Power posing: brief nonverbal displays affect neuroendocrine levels and risk tolerance. Psychological Science. 2010;21(10):1363–8. https://doi.org/10.1177/0956797610383437.
6. Secinti E, Wei W, Kent EE, Demark-Wahnefried W, Lewson AB, Mosher CE. Examining health behaviors of chronic disease caregivers in the U.S. American Journal of Preventive Medicine. 2022;62(3):e145–58. https://doi.org/10.1016/j.amepre.2021.07.004.

Kapitel 9
Unterstützung der Gehirngesundheit

Veränderungen im Gehirn können sich 20 Jahre vor den ersten Symptomen einer Demenz entwickeln [1]. Forschungen zeigen, dass es Dinge gibt, die man tun kann, um die Gesundheit des Gehirns zu erhalten und zu verbessern, und damit potenziell den Beginn von Demenz zu verzögern. Es gibt mehrere Risikofaktoren, die nicht veränderbar sind, wie Genetik, Alter und Geschlecht, aber es gibt viele, die beeinflussbar sind. Eine gesunde Lebensweise kann potenziell Jahre zur Gesundheit des Gehirns hinzufügen [2].

Laut einer Studie aus dem Jahr 2020, die in Neuroscience News erschien, können 40 % der Demenzen [3] durch die Berücksichtigung von *Diesen Drei Dingen* verhindert werden:

1. **Steigerung**
   (a) Körperliche Aktivität – Es gibt zwar widersprüchliche Berichte über die Art, Dauer und Häufigkeit der für die Prävention von Demenz benötigten körperlichen Aktivität; worin die Berichte aber übereinstimmen ist, dass jede Art von körperlicher Aktivität vorteilhaft ist. Oft gibt es das Missverständnis, dass unter „körperliche Aktivität" täglich mindestens 60 Minuten hochintensive, schweißtreibende und schnelle Bewegung zu verstehen ist. Tatsächlich bedeutet körperliche Aktivität aber einfach, die tägliche Bewegung zu erhöhen, mit dem Ziel, zu einem konstanten aeroben Training zu finden. Erhöhen Sie die täglichen Schritte. Nehmen Sie die Treppe statt des Aufzugs. Veranstalten Sie eine spontane Tanzparty in Ihrem Wohnzimmer. Treten Sie einem Sportverein bei – Pickleball, Kickball oder Golf. Wichtig ist vor dem Beginn jeglicher körperlichen Aktivität, einmal das Gespräch mit dem behandelnden Hausarzt zu suchen.
   (b) Gesunde Ernährung – Die Forschung zeigt, dass eine Ernährung, die sich aus Gemüse, Obst, Vollkornprodukte, Nüssen und Fisch zusammensetzt, die Gehirngesundheit fördert. Diese Lebensmittel verbessern die Herz-Kreislauf-Gesundheit, reduzieren Entzündungen und nähren das Gehirn, um es vor oxidativem Stress zu schützen. In einer gesunden Ernährung ist

Zucker, verarbeitete Lebensmittel, frittierte Lebensmittel, rotes Fleisch und gesättigte Fette reduziert. Auch wenn sie eine rasche Energiequelle sein können, fördern sie Entwicklungen, die negativ mit der Demenz in Verbindung gebracht werden. Sie liefern dem Körper keine wertvollen Nährstoffe.

Ein gesunder Ernährungsstil hat nicht nur mit der Auswahl an Lebensmitteln, sondern auch mit der Menge zu tun. Es geht darum, eine Routine zu finden, in der man gesunde Essgewohnheiten beibehalten kann. Ernährungsberater können großartige Hilfe dabei leisten, gesunde Essgewohnheiten zu erlernen und zu entwickeln [1, 4, 5].

(c) Sozialisation – Immer mehr Forschungsstudien zeigen, dass starke soziale Bindungen für die Gehirngesundheit entscheidend sind. Die Interaktion mit anderen stimuliert das Gehirn, indem das Gehirnnetzwerk gestärkt und die Zellreparatur gefördert wird. In einer Zeit, in der die Technologie die Interaktion mit anderen übernimmt, ist es umso wichtiger, den persönlichen Kontakt aufrechtzuerhalten [6]. Vereinbaren Sie ein Kaffeetrinken mit einem Freund. Treffen Sie sich mit einem Bekannten zu einem Spaziergang im Park. Halten Sie an und plaudern Sie mit Ihrem Nachbarn. Treten Sie einem Buch- oder anderen Club bei.

(d) Gehirnaktivität – Menschen, die kognitiv regelmäßig herausgefordert werden, bauen eine Art kognitive Reserve auf. Geistige Übungen können z. B. die Verbindungen zwischen Gehirnzellen erhöhen und neue Netzwerke zwischen Zellen schaffen. Geistig aktive Menschen, die über eine kognitive Reserve verfügen, können es sich leisten, einige Gehirnzellen zu verlieren; daher verzögert sich der Beginn der Demenz. Es gibt hier keine Empfehlung für die eine Art der Gehirnaktivität, die am besten ist. Der Schlüssel ist eher, das Gehirn aktiv und gefördert zu halten, indem man das macht, was für einen am besten ist [7, 8]: Arbeiten Sie an einem Kreuzworträtsel. Lernen Sie eine neue Sprache. Schreiben Sie Ihre Einkaufsliste mit Ihrer nicht dominanten Hand. Spielen Sie ein Spiel auf dem Handy oder Computer. Fahren Sie einen anderen Weg nach Hause.

2. **Reduzierung**
    (a) Rauchen – Es ist bekannt, dass Rauchen das Risiko für Gefäßprobleme, einschließlich Schlaganfällen und Gehirnblutungen, erhöht, die zur Demenz beitragen. Die Toxine aus dem Nikotin verursachen Entzündungen und Stress für die Gehirnzellen, was beides mit dem Beginn von Demenz in Verbindung gebracht wird. Natürlich wäre ein kompletter Rauch-Stopp ideal, aber auch jede Reduzierung bringt einen Vorteil [9].
    (b) Alkohol – „Über einen längeren Zeitraum kann es bei Menschen, die stark trinken, zu einem reduzierten Volumen der weißen Substanz des Gehirns kommen, die dazu beiträgt, Nachrichten im gesamten Gehirn zu übermitteln." (eigene Übersetzung) [10] Ein langfristiger und starker Alkoholkonsum kann zu einem Mangel an Vitamin B1 führen. Das kann eine Kurzzeitgedächtnisstörung namens Korsakow-Syndrom verursachen. Die For-

schung kommt zu unterschiedlichen Ergebnissen, was die Auswirkungen eines mäßigen Alkoholkonsums betrifft [11].

(c) Adipositas – Überschüssiges Körperfett erhöht Entzündungen, die zur Ansammlung von schädlichen Proteinen im Gehirn beitragen. Ein erhöhtes Gewicht, vor allem in der Körpermitte, und ein erhöhter BMI wurden mit einem erhöhten Risiko für die Entwicklung einer Demenz in Verbindung gebracht [12, 13].

(d) Stress – Stress beeinflusst das Immunsystem. Mit zunehmendem Alter nimmt die Fähigkeit des Immunsystems ab, Infektionen abzuwehren, während gleichzeitig eine chronische, niedriggradige Entzündung zunimmt [14]. Ein Schlüsselhormon, das während Stress freigesetzt wird, ist Cortisol. Es wurde mit Gedächtnisproblemen in Verbindung gebracht [15, 16]. Das Stressmanagement spielt daher eine wichtige Rolle bei der Verringerung des Risikos, eine Demenz zu entwickeln. In Kap. 8 finden sich Tipps zur Stressbewältigung.

3. **Vermeiden**

(a) Schädel-Hirn-Trauma (SHT)/Kopftrauma – Eine der am meisten gefürchteten Langzeitfolgen eines SHT ist eine demenzielle Entwicklung, vor allem die frontotemporale Demenz. Fahrpraktiken, wie das Anschnallen, das Tragen von Helmen beim Sport oder Motorradfahren und das Vermeiden von Kontaktsportarten sind Möglichkeiten, das Risiko für ein Kopftrauma zu reduzieren [17, 18].

(b) Umweltfaktoren – Die Auswirkungen der Umwelt sind zu einem großen Schwerpunkt der aktuellen Demenzforschung geworden. Die Luftverschmutzung ist der am meisten belastende Umweltfaktor, der zur Demenz beiträgt. Es geht nicht nur um die Art des Schadstoffs, sondern auch die Dauer der Exposition. Sicherheitsmaßnahmen können helfen, die Exposition gegenüber gefährlichen Partikeln zu reduzieren [19]. Überprüfen Sie die Luftqualitätsvorhersage in Ihrer Region. An Tagen, an denen die Qualität schlecht ist, begrenzen Sie die Zeit im Freien. Vermeiden Sie das Sporttraining in Gebieten mit hohem Verkehrsaufkommen. Wechseln Sie regelmäßig die Luftfilter der Heizung.

Wenn Sie sich auf Ihre allgemeine Gesundheit konzentrieren, indem Sie die oben genannten Dinge erhöhen, reduzieren und vermeiden, können Sie Ihr Demenzrisiko verringern. Lebensstiländerungen können zunächst schwerfallen. Aber jeder einzelne Schritt, den Sie vorwärtsgehen, trägt zur Gesundheit Ihres Gehirns bei und führt Sie einen Schritt weiter weg von einer Demenzdiagnose.

Literatur

1. Alzheimer's Association. 2023 Alzheimer's disease facts and figures. Alzheimers Dementia. 2023;19(4):1598–695. https://doi.org/10.1002/alz.13016.
2. Alzheimer's Association. 10 healthy habits for your brain. 2024. https://www.alz.org/help-support/brain_health/10-healthy-habits-for-your-brain.

3. Neuroscience News. 40 % of dementia cases could be prevented or delayed by targeting 12 risk factors throughout life. 2020. https://neurosciencenews.com/dementia-prevention-life-16748/.
4. NIH: National Institute of Mental Health. What do we know about diet and the prevention of Alzheimer's. https://www.nia.nih.gov/health/alzheimers-and-dementia/what-do-we-know-about-diet-and-prevention-alzheimers-disease.
5. Harvard T.H. Chan School of Public Health. Diet review: the MIND diet. 2023. https://www.hsph.harvard.edu/nutritionsource/healthy-weight/diet-reviews/mind-diet/#:~:text=Researchers%20found%20a%2053%25%20lower,with%20the%20lowest%20MIND%20scores.
6. Solan M. Protecting yourself from Alzheimer's. 2023. https://www.health.harvard.edu/mind-and-mood/protecting-yourself-from-alzheimers#:~:text=Stimulation.,doing%20puzzles%2C%20and%20playing%20games.
7. Harvard Health Publishing: Harvard Medical School. 12 ways to keep your brain young. 2022. https://www.health.harvard.edu/mind-and-mood/12-ways-to-keep-your-brain-young.
8. Wilson RS, Wang T, Yu L, Grodstein F, Bennett DA, Boyle PA. Cognitive activity and onset age of incident alzheimer disease dementia. Neurology. 2021;97(9):e922–9. https://doi.org/10.1212/wnl.0000000000012388.
9. Alzheimer's Society. Smoking and the risk of dementia. 2023. https://www.alzheimers.org.uk/about-dementia/managing-the-risk-of-dementia/reduce-your-risk-of-dementia/smoking.
10. Alzheimer's Society. Alcohol and the risk of dementia. 2023. https://www.alzheimers.org.uk/about-dementia/managing-the-risk-of-dementia/reduce-your-risk-of-dementia/alcohol.
11. Jeonm KH, Han K, Jeong S, et al. Changes in alcohol consumption and risk of dementia in a nationwide cohort in South Korea. JAMA Netw Open. 2023;6(2):e2254771. https://doi.org/10.1001/jamanetworkopen.2022.54771.
12. Flores-Cordero JA, Pérez-Pérez A, Jiménez-Cortegana C, Alba G, Flores-Barragán A, Sánchez-Margalet V. Obesity as a risk factor for dementia and Alzheimer's disease: the role of leptin. Int J Mol Sci. 2022;23(9):5202. https://doi.org/10.3390/ijms23095202.
13. Salas-Venegas V, Flores-Torres RP, Rodríguez-Cortés YM, Rodríguez-Retana D, Ramírez-Carreto RJ, Concepción-Carrillo LE, Pérez-Flores LJ, Alarcón-Aguilar A, López-Díazguerrero NE, Gómez-González B, Chavarría A, Konigsberg M. The obese brain: mechanisms of systemic and local inflammation, and interventions to reverse the cognitive deficit. Front Integr Neurosci. 2022;16:798995. https://doi.org/10.3389/fnint.2022.798995.
14. Weyand CM, Goronzy JJ. Aging of the immune system. Mechanisms and therapeutic targets. Ann Am Thorac Soc. 2016;13 Suppl 5(Suppl 5):S422–8. https://doi.org/10.1513/AnnalsATS.201602-095AW.
15. Wallensten J, Ljunggren G, Nager A, et al. Stress, depression, and risk of dementia – a cohort study in the total population between 18 and 65 years old in Region Stockholm. Alz Res Therapy. 2023;15:161. https://doi.org/10.1186/s13195-023-01308-4.
16. Harvard Health Publishing. Protect your brain from stress. 2021. https://www.health.harvard.edu/mind-and-mood/protect-your-brain-from-stress.
17. Alzheimer's Association. Traumatic Brain Injury (TBI). 2024. https://www.alz.org/alzheimers-dementia/what-is-dementia/related_conditions/traumatic-brain-injury.
18. Center for Disease Control and Prevention. Traumatic Brain Injury & Concussion (TBI): prevention. 2021. https://www.cdc.gov/traumaticbraininjury/prevention.html.
19. Knobel P, Litke R, Mobbs CV. Biological age and environmental risk factors for dementia and stroke: Molecular mechanisms. Front Aging Neurosci. 2022;14:1042488. https://doi.org/10.3389/fnagi.2022.1042488.

Glossar

Suche nach Fluchtmöglichkeiten:
   Verhaltensänderungen, die am Abend um die Dämmerung herum auftreten [28].

Aktivitäten des täglichen Lebens (ATL)	Aktivitäten, die mit der persönlichen Pflege zusammenhängen. Dazu gehören Baden oder Duschen, Anziehen, Aufstehen und Hinsetzen aus dem Bett oder einem Stuhl, Gehen, die Toilettenbenutzung und Essen [1].
Aggression	Die energische oder übermäßige Durchsetzung der eigenen Ziele und Interessen [2].
Ärger	Ein starkes Gefühl von Verstimmung, Unzufriedenheit oder Feindseligkeit [3].
Angst	Ein Gefühl der Sorge, Nervosität oder Unruhe, typischerweise über ein bevorstehendes Ereignis oder eine Situation mit einem unsicheren Ausgang [4].
Grundbedürfnisse	Sicherstellen, dass die Person über die erforderlichen Grundlagen zur Erfüllung der Grundbedürfnisse verfügt. Die Grundlagen sind Nahrung, Wasser, Wohlgefühl (Temperatur, Kleidung), kann das Badezimmer benutzen und beschäftigt sich mit irgendeiner Art von Aktivität.
Kommunikation	Die Übermittlung oder der Austausch von Informationen oder Nachrichten [5].
Kreativität	Die Nutzung der eigenen Vorstellungskraft und die Fähigkeit, Ideen, Alternativen oder

	Möglichkeiten zu entwickeln oder zu erkennen [6].
Kritisches Denken	Die objektive Analyse und Bewertung eines Problems, um sich ein Urteil zu bilden [7].
Sommerzeit	In Ländern der Nordhalbkugel werden die Uhren normalerweise Ende März oder im April 1 h vorgestellt und Ende September oder im Oktober 1 h zurückgestellt [8].
Delirium	Ein gestörter mentaler Zustand oder Bewusstseinszustand, der akuter und vorübergehend eintritt. Er wird mit Intoxikation, Fieber und bestimmten anderen körperlichen Störungen in Verbindung gebracht und zeigt sich durch Symptome wie Verwirrung, Desorientierung, Unruhe und Halluzinationen [9].
Wahnvorstellungen	Eine falsche Überzeugung oder Beurteilung der äußeren Realität, die trotz unwiderlegbarer Beweise für das Gegenteil aufrechterhalten wird, insbesondere bei psychischen Erkrankungen [10].
Demenz	Ein allgemeiner Begriff für den Verlust von Gedächtnis, Sprache, Problemlöse- und anderen Denkfähigkeiten, der schwerwiegend genug ist, um das tägliche Leben zu beeinträchtigen. Es handelt sich nicht um eine spezifische Krankheit [11].
Ablenkung	Eine Sache, die jemanden daran hindert, seine volle Aufmerksamkeit auf etwas anderes zu richten [12].
Weglauftendenz	Eine Person mit kognitiver Beeinträchtigung geht weg oder verlässt einen Bereich ohne Aufsicht oder Genehmigung und stellt eine Sicherheitsbedrohung für die Person selbst und/oder andere dar [13].
Notfallreaktionssystem (Emergency Response System, ERS)	Elektronische Geräte, die bei Auslösung einen Hilferuf initiieren.
Einlassen auf ihre Realität	Das Akzeptieren der aktuellen Version der Realität der Person und das Verschmelzen mit ihr in diesem Moment. Ein Beispiel: Wenn die Person in der Vorbereitung zu einem Arzttermin denkt, es geht zur Schule, dann handelt man so, als ob es

Glossar

	tatsächlich zur Schule geht. Wenn es Juni ist und die Person denkt, es ist Oktober, spricht man über die Herbstsaison.
Ätherische Öle	Eine Form der Alternativmedizin, die Pflanzenextrakte zur Unterstützung der Gesundheit und des Wohlbefindens einsetzt. Veränderungen im Geruchssinn einer Person haben keinen Einfluss auf die Wirksamkeit ätherischer Öle [14].
Verhaltensweisen zur Ausgangssuche	Versuche, den Raum oder das Zuhause zu verlassen, als Mittel zur Erfüllung eines Bedürfnisses oder zur Flucht aus einer Situation.
Sturzrisiko	Jedes Ereignis oder Objekt, das zu einem unbeabsichtigten Fall auf den Boden führen würde. Zum Beispiel Wurfmatten, unsicherer Gang, unpassendes Schuhwerk.
Fidget-Box	Ein Behälter, der kleine Gegenstände oder Objekte enthält, mit denen die Person sortieren oder spielen kann, um sich abzulenken oder ihre Aufmerksamkeit zu fördern.
Fünf Wörter oder weniger	Ein Konzept, bei dem nicht mehr als fünf Wörter verwendet werden, um Anweisungen zu geben oder zu kommunizieren. Beispiele: „Komm mit mir." „Lass uns diesen Weg gehen." „Es ist Zeit für das Abendessen."
Flexibilität	Die Bereitschaft, sich zu ändern oder Kompromisse einzugehen und Geduld zu haben [15].
Halluzinationen	Eine falsche Wahrnehmung von Objekten oder Ereignissen, die die Sinne betreffen: Sehen, Hören, Berühren und Schmecken. Sie erscheinen real, sind es aber nicht [16].
Horten	Anhaltende Schwierigkeit, sich von Besitztümern zu trennen aufgrund einer wahrgenommenen Notwendigkeit, den Gegenstand zu behalten [17].
Hyperoralität	Die Welt durch den Mund erkunden. Überessen, Dinge essen, die nicht als Nahrung geeignet sind oder mundzentrierte zwanghafte Verhaltensweisen [18].
Inkontinenz	Unfähigkeit, die Blase und/oder den Darm zu kontrollieren [19].

Achtsamkeit	Ein geistiger Zustand, der erreicht wird, indem man seine Aufmerksamkeit auf den gegenwärtigen Moment konzentriert, während man seine Gefühle, Gedanken und körperlichen Empfindungen ruhig anerkennt und akzeptiert; wird als therapeutische Technik verwendet [20].
Spiegelbild	Vorführen einer Aufgabe oder Durchführen in Sichtweite der betroffenen Person, mit dem Ziel, dass die Handlungen kopiert werden.
Nonverbale Kommunikation	Informationen ohne Worte durch Mimik, Gestik, Körpersprache, Tonfall und andere Anzeichen von Stimmung und Einstellung übermitteln [21].
Überstimulation	Mehrere Dinge, die gleichzeitig passieren und die Sinne überfordern, was dazu führt, dass das Gehirn abschaltet. Zum Beispiel: übermäßiger Lärm, zu viel Aktivität, helle oder blinkende Lichter.
Paranoia	Ein Geisteszustand, in dem der Einzelne fest davon überzeugt ist, dass er/sie von anderen verfolgt wird und daher Verhaltensweisen zeigt, die von Misstrauen geprägt sind [22].
Essen horten (Food Pockening)	Das Essen wird gekaut und in die Wangentaschen geschoben, ohne es zu schlucken.
Lebensqualität	Ein gewisser Standard der Gesundheit, des Komforts und des Glücks, wie er für eine Person wichtig ist und erlebt wird.
Umleitung	Den Fokus von einer Aufgabe auf eine andere ändern.
Routine	Die normale Reihenfolge und Art und Weise, wie Dinge regelmäßig getan werden [23].
Shadowing	Wenn eine Person mit Demenz ihrer Bezugsperson ständig folgt.
Schlafhygiene	Die tägliche Routine, die die natürliche Fähigkeit des Körpers unterstützt, einzuschlafen, in den Tiefschlaf zu finden und durchzuschlafen [24].
Spaced-Retrieval	Das Niederschreiben einer Antwort auf eine wiederholt gestellte Frage oder wichtiger Informationen, um der Person mit

Glossar

	Demenz zu helfen, sich daran zu erinnern [25, 26]. Tipps: Verwenden von fünf Wörtern oder weniger. Dunkler Schriftzug auf einem einfarbigen hellen Stück Papier. Verwenden großer Buchstaben. Ausschließliche Angabe der Information, die gefragt wurde.
Anregung	Etwas fördern, damit es sich entwickelt oder aktiver genutzt wird. Jemanden für etwas interessieren und begeistern, indem man seinen Geist oder seine physischen Sinne anspricht [27].
Sundowning	Ein Begriff, der für Verhaltensänderungen verwendet wird, die am Abend um die Dämmerung herum auftreten [28].
Therapeutische Wahrheit	Eine Kommunikationsstrategie, bei der man in die Realität der Person eintaucht und mit einer Notlüge Angst, Furcht oder Verwirrung beruhigt oder umlenkt.
Tinker-Box	Ein Behälter gefüllt mit Gegenständen, die die Sinne anregen, um die Person zu beschäftigen oder abzulenken. Die Gegenstände sollten auf die Interessen der Person abgestimmt sein. Zum Beispiel: Bilder, Plastikbesteck, ein Kartenspiel, Knöpfe, Eicheln.
Toilettengangplan	Die Person zu festgelegten Zeiten im Laufe des Tages zur Toilette zu bringen oder sie dazu aufzufordern. Zum Beispiel alle 2 Stunden während des Wachseins.
Verhalten dokumentieren	Das Aufschreiben des Datums, der Uhrzeit und der Stimmung rund um ein Ereignis oder Verhalten über mehrere Stunden oder Tage hinweg, um einen möglichen Auslöser oder Trend zu identifizieren.
Triangulieren	Wenn zwei Personen, die in einen Konflikt verwickelt sind, versuchen, eine dritte Partei einzubeziehen [29].
Auslöser	Eine negative oder unerwünschte emotionale oder verhaltensbezogene Reaktion auf eine aktuelle Situation, die Unbehagen verursacht. Zum Beispiel: Überstimulation, die ein aufgeregtes oder reizbares Verhalten auslöst.

Harnwegsinfektion (HWI)	Infektion des Harnwegsystems. Wird auch als Blaseninfektion bezeichnet. Dies kann häufiger bei älteren Erwachsenen mit Inkontinenz, Dehydration, schlechter persönlicher Hygiene oder durch das Sitzen in nassen Inkontinenzprodukten auftreten. Wenn sie unbehandelt bleibt, können ernsthafte Gesundheitsprobleme die Folge sein [30].
Validieren	Erkennen oder Bestätigen der Gültigkeit oder des Werts einer Person, ihrer Gefühle oder Meinungen. Veranlasst eine Person dazu, sich wertgeschätzt oder wertvoll zu fühlen [32].
Wortsalat	Eine verwirrte oder unverständliche Mischung von scheinbar unzusammenhängenden Wörtern oder Phrasen [31].

Literatur

1. Oxford English Dictionary. Activities of daily living. In: oed.com dictionary. https://www.oed.com/search/dictionary/?scope=Entries&q=activities+of+daily+living. Zugegriffen: 1. Apr 2024.
2. Oxford English Dictionary. Aggression. In: oed.com dictionary. https://www.oed.com/search/dictionary/?scope=Entries&q=aggression. Zugegriffen: 1. Apr 2024.
3. Oxford English Dictionary. Anger. In: oed.com dictionary. https://www.oed.com/search/dictionary/?scope=Entries&q=anger. Zugegriffen: 1. Apr 2024.
4. Oxford English Dictionary. Anxiety. In: oed.com dictionary. https://www.oed.com/search/dictionary/?scope=Entries&q=anxiety. Zugegriffen: 1. Apr 2024.
5. Oxford English Dictionary. Communication. In: oed.com dictionary. https://www.oed.com/search/dictionary/?scope=Entries&q=communication. Zugegriffen: 1. Apr 2024.
6. Oxford English Dictionary. Creativity. In: oed.com dictionary. https://www.oed.com/search/dictionary/?scope=Entries&q=creativity. Zugegriffen: 1. Apr 2024.
7. Oxford English Dictionary. Critical thinking. In: oed.com dictionary. https://www.oed.com/search/dictionary/?scope=Entries&q=critical+thinking. Zugegriffen: 1. Apr 2024.
8. Betts JD. Daylight saving time. Encyclopedia Britannica; 2023. https://www.britannica.com/topic/Daylight-Saving-Time
9. Oxford English Dictionary. Delirium. In: oed.com dictionary. https://www.oed.com/search/dictionary/?scope=Entries&q=delirium+. Zugegriffen: 1. Apr 2024.
10. Oxford English Dictionary. Delirium. In: oed.com dictionary. https://www.oed.com/search/dictionary/?scope=Entries&q=delusions+. Zugegriffen: 1. Apr 2024.
11. Alzheimer's and Dementia. Alzheimer's Association; 2024. https://www.alz.org/alzheimer_s_dementia.
12. Oxford English Dictionary. Distraction. In: oed.com dictionary. https://www.oed.com/search/dictionary/?scope=Entries&q=distraction. Zugegriffen: 1. Apr 2024.
13. PACE Quality monitoring & reporting guidance. Center of Medicare Services; 2021. www.cms.gov/files/document/pacequalitymonitoringandreportingguidancemarch2021.pdf.
14. West H. What are essential oils, and do they work? Healthline Magazine. 2019. https://www.healthline.com/nutrition/what-are-essential-oils.
15. Oxford Learners Dictionary. Flexibility. In: oxfordlearnersdictionaries.com dictionary. https://www.oxfordlearnersdictionaries.com/us/definition/english/flexibility?q=flexibility. Zugegriffen: 1. Apr 2024.

16. Hallucinations. Cleveland Clinic Health Library; 2022. https://my.clevelandclinic.org/health/symptoms/23350-hallucinations.
17. What is hoarding disorder? American Psychiatric Association; 2021. https://www.psychiatry.org/patients-families/hoarding-disorder/what-is-hoarding-disorder.
18. Hernandez A. Hyperorality. What is it, causes, treatment and more, Osmosis from Elsevier; 2024. https://www.osmosis.org/answers/hyperorality.
19. Oxford English Dictionary. Incontinence. In: oed.com dictionary. https://www.oed.com/search/dictionary/?scope=Entries&q=incontinence. Zugegriffen: 1. Apr 2024.
20. Oxford English Dictionary. Mindfulness. In: oed.com dictionary. https://www.oed.com/search/dictionary/?scope=Entries&q=mindfulness. Zugegriffen: 1. Apr 2024.
21. APA Dictionary of Psychology. Nonverbal communication. In: apa.org dictionary. https://dictionary.apa.org/nonverbal-communication. Zugegriffen: 1. Apr 2024.
22. Oxford English Dictionary. Paranoia. In: oed.com dictionary. https://www.oed.com/search/dictionary/?scope=Entries&q=paranoia. Zugegriffen: 1. Apr 2024.
23. Oxford English Dictionary. Routine. In: oed.com dictionary. https://www.oed.com/search/dictionary/?scope=Entries&q=routine&tl=true. Zugegriffen: 1. Apr 2024.
24. Pugle M. What is Sleep Hygiene: good sleeping habits are foundational to your health. Very Well Health; 2022. https://www.verywellhealth.com/sleep-hygiene-definition-types-techniques-efficacy-6749577.
25. Carpenter SK, Pan SC, Butler AC. The science of effective learning with spacing and retrieval practice. Nat Rev. Psychol. 2022;1:496–511. https://doi.org/10.1038/s44159-022-00089-1.
26. Small JA, Cochrane D. Spaced retrieval and episodic memory training in Alzheimer's disease. Clin Interv Aging. 2020;15:519–36. https://doi.org/10.2147/CIA.S242113.
27. Oxford English Dictionary. Stimulation. In: oed.com dictionary. https://www.oed.com/search/dictionary/?scope=Entries&q=stimulation. Zugegriffen: 1. Apr 2024.
28. Sundowning (Changes in Behaviours at Dusk). 2023. https://www.dementiauk.org/information-and-support/health-advice/sundowning/
29. Guha A. Understanding Triangulation: what to do when someone draws you into a personal conflict. Psychology Today. 2021. https://www.psychologytoday.com/us/blog/prisons-and-pathos/202110/understanding:triangulation.
30. Diseases and conditions: UTI. Mayo Clinic; 2022. https://www.mayoclinic.org/diseases-conditions/urinary-tract-infection/symptoms-causes/syc-20353447.
31. Oxford English Dictionary. Word salad. In: oed.com dictionary. https://www.oed.com/search/dictionary/?scope=Entries&q=word+salad. Zugegriffen: 1. Apr 2024.
32. Oxford English Dictionary. Validate. In: oed.com dictionary. https://www.oed.com/search/dictionary/?scope=Entries&q=validate. Zugegriffen: 1. Apr 2024.